Bernd Kiefer, Bettina Rudert

Mind Maps® in der Altenpflege

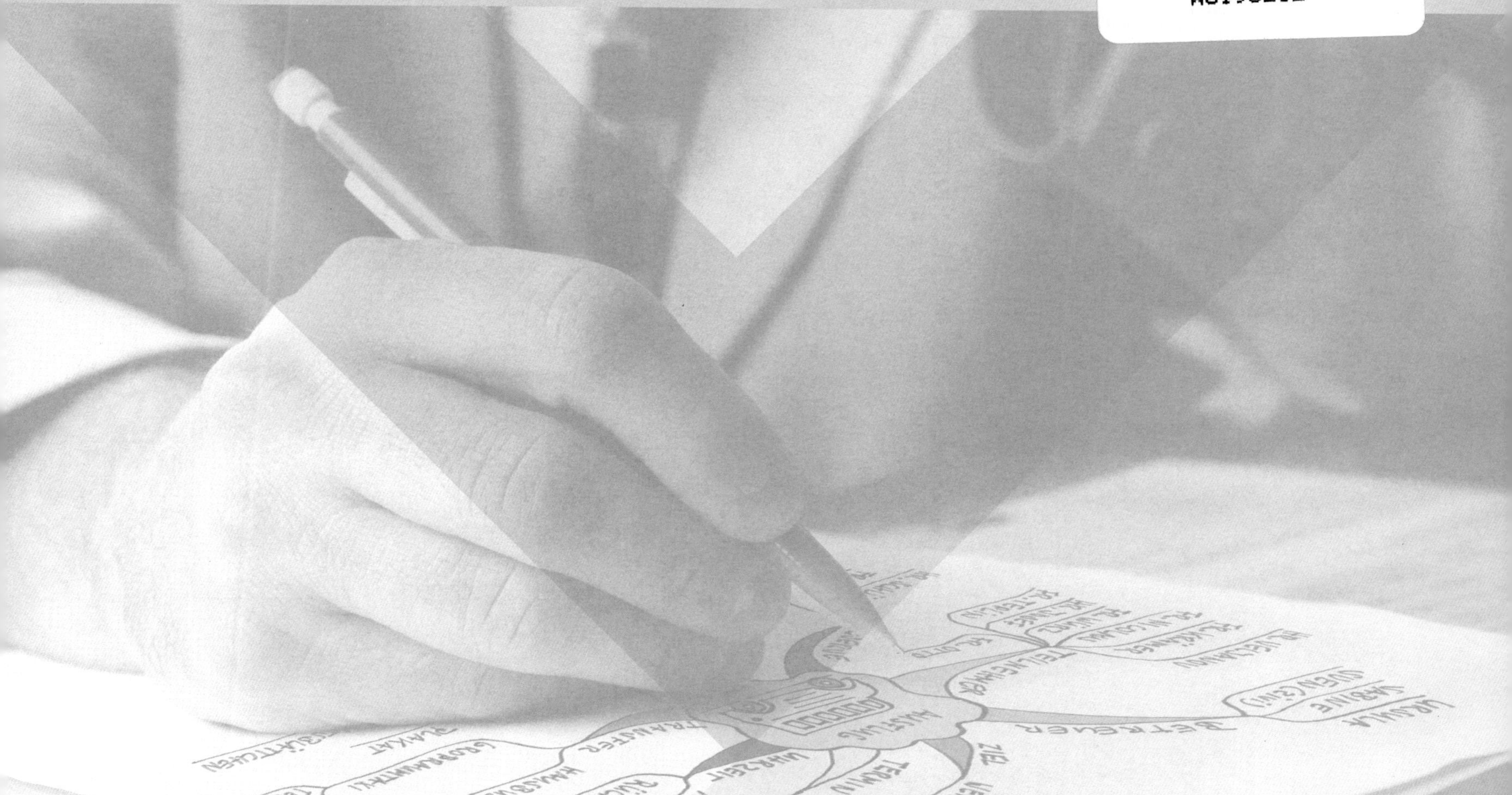

Mühelos lernen, planen und präsentieren

VINCENTZ

Vincentz Network

Bibliografische Information Der Deutschen Bibliothek

Die Deutsche Bibliothek verzeichnet diese Publikation in der Deutschen Nationalbibliografie; detaillierte bibliografische Daten sind im Internet über ‹http://dnb.ddb.de› abrufbar.

Mind Map® ist ein eingetragenes Warenzeichen von Buzan Center Ltd. und darf nur mit deren ausdrücklicher Genehmigung verwendet werden.

Mind Mapping® ist das geschützte Warenzeichen in Deutschland von Maria Beyer. Die Weitergabe dieser Technik ist untersagt und wird nur durch „Buzan Center Ltd." genehmigt. Das Erlernen von Mind Mapping® im Rahmen der MB-Seminare Kiel, Fichtestr. 21, 24118 Kiel ist nur für den persönlichen Gebrauch bestimmt!

Erfinder der Methode Mind Map® ist Tony Buzan.

Gestaltung und Durchführung:
Spiess-Reimann-Design, Laatzen

Druck: Hannoprint, Isernhagen

Mind Maps® erstellt durch die Autoren

ISBN 3-87870-094-6

Wir widmen dieses Buch unseren Eltern
Lieselotte und Mathias E. Kiefer, Helga und Dietmar Rudert
sowie unseren Brüdern Udo Kiefer und Armin Rudert

Liebe Mama!

Ich wünsche Dir frohe Weihnachten und viel Erfolg bei Deiner Mentoren-Ausbildung! Ich bin sehr stolz, dass Du Dich dieser Herausforderung stellst.

Alles Liebe,

Deine Steffi

Inhalt

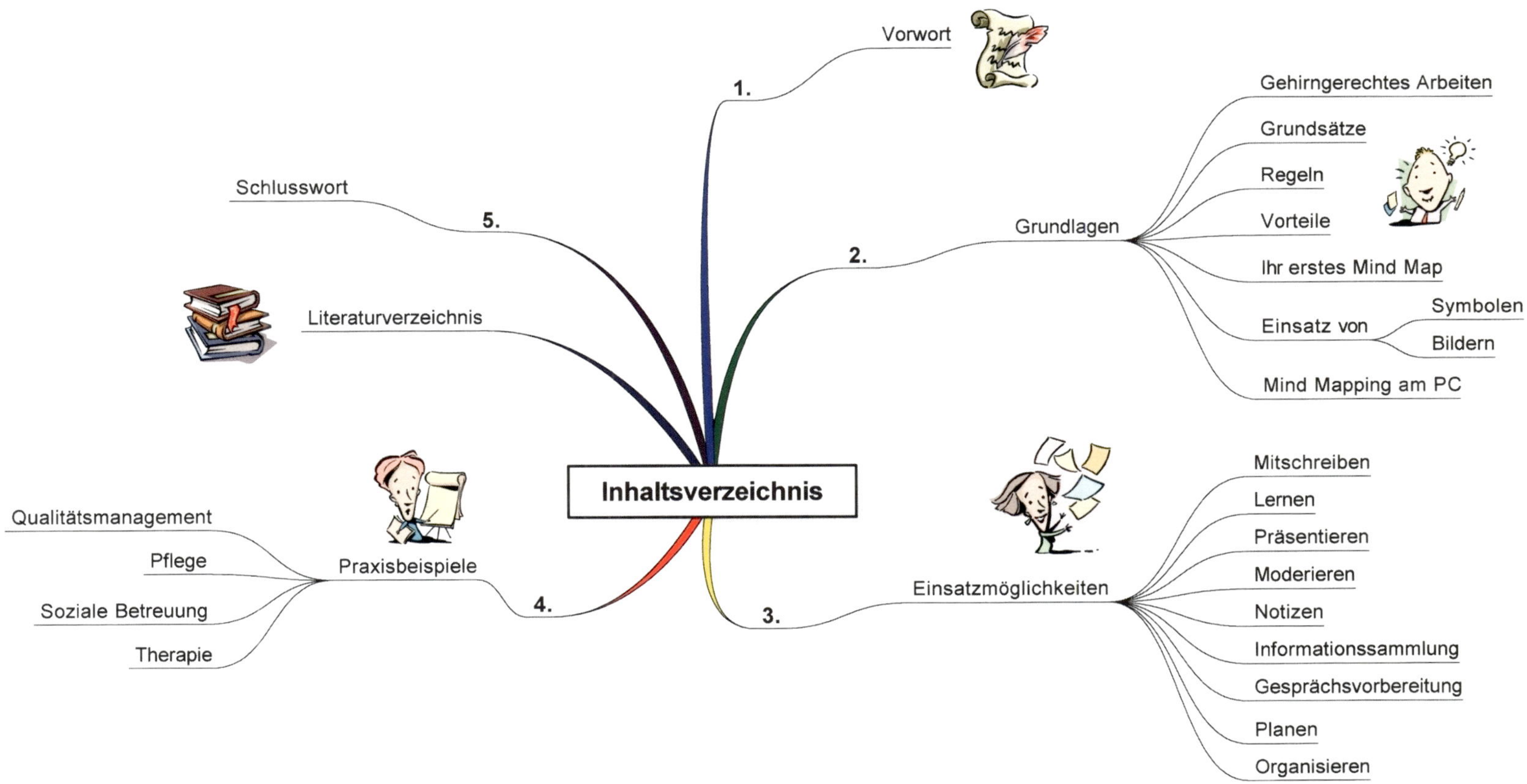
Inhaltsverzeichnis
1.
Vorwort
2.
Grundlagen
Gehirngerechtes Arbeiten
Grundsätze
Regeln
Vorteile
Ihr erstes Mind Map
Einsatz von
Symbolen
Bildern
Mind Mapping am PC
3.
Einsatzmöglichkeiten
Mitschreiben
Lernen
Präsentieren
Moderieren
Notizen
Informationssammlung
Gesprächsvorbereitung
Planen
Organisieren
4.
Praxisbeispiele
Qualitätsmanagement
Pflege
Soziale Betreuung
Therapie
Literaturverzeichnis
5.
Schlusswort

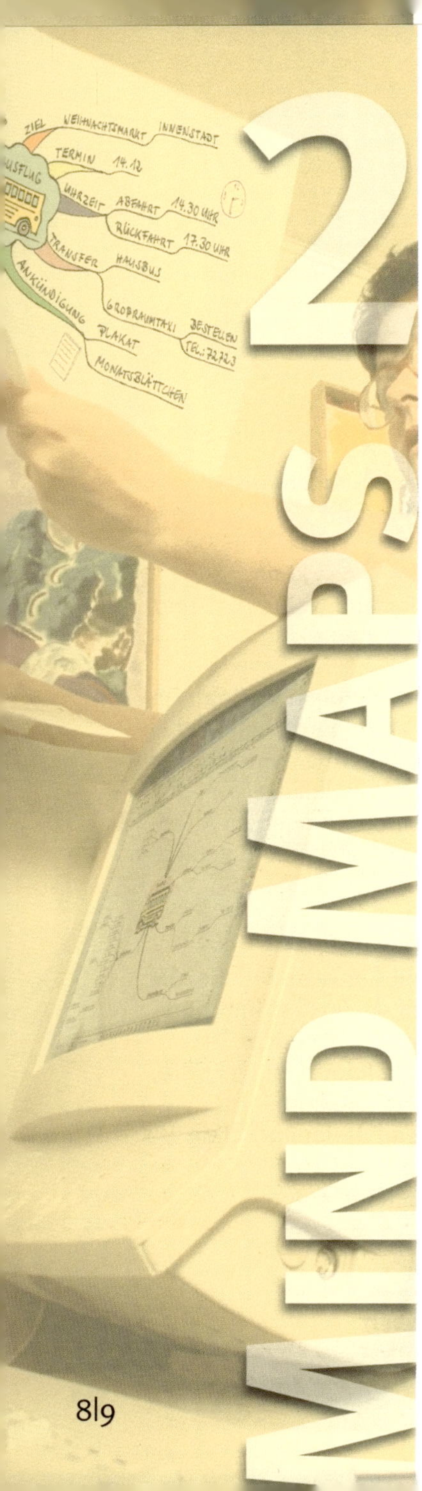

GRUNDLAGEN

In diesem Kapitel erklären wir Ihnen die Vorzüge des gehirngerechten Arbeitens und machen Sie mit den Grundsätzen des Mind Mappings® vertraut. Wir begleiten Sie bei der Erstellung Ihres ersten Mind Maps® und verdeutlichen Ihnen den Einsatz von Symbolen und Bildern. Am Schluss des Kapitels finden Sie Tipps zur Anfertigung Ihrer Mind Maps® mit dem PC.

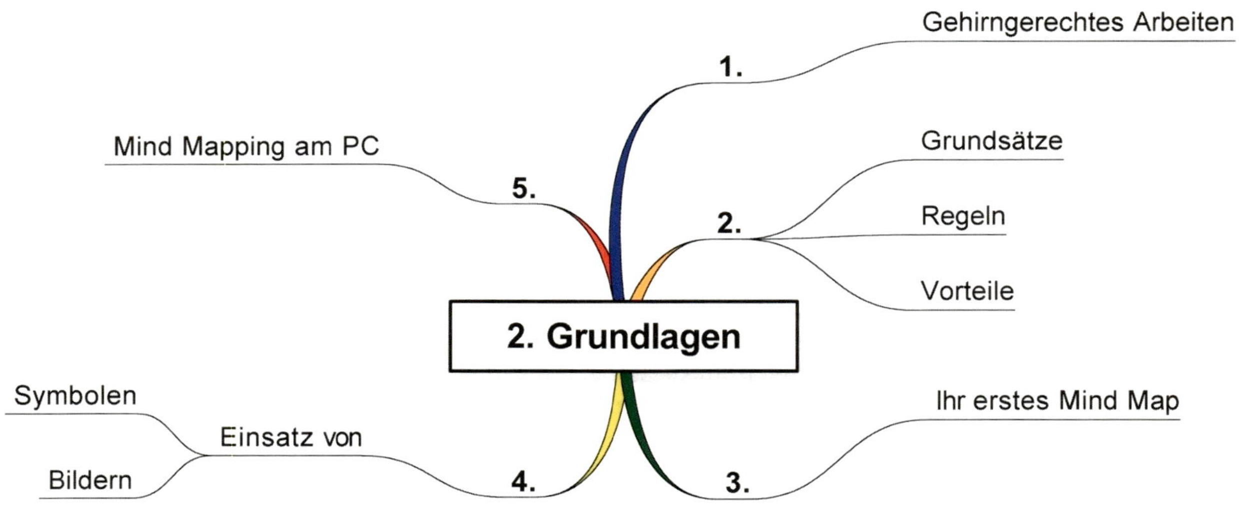

Gehirngerechtes Arbeiten

Die Anforderungen in der Altenpflege werden immer komplexer. Dokumentation, Pflegeplanung, Qualitätsmanagement, Zirkelarbeit, Fortbildungen, Prüfungen durch MDK und Heimaufsicht.
Aber viel Zeit darf alles nicht kosten, da immer noch der Bewohner mit seinen Bedürfnissen im Vordergrund stehen soll. Schnell kommt der einzelne Mitarbeiter an die Grenzen seiner Leistungs- und Aufnahmefähigkeit. Fast täglich sieht er sich konfrontiert mit neuen Konzepten, Plänen, Dokumenten und Formularen. Körper und Geist reagieren mit Abwehrmechanismen. Das Spektrum reicht von beinahe allergischen Reaktionen auf alles Neue und Zusätzliche, sinkender Motivation bis hin zum Burnoutsyndrom.

Doch soweit muss es nicht kommen, im Gegenteil, denn Arbeit darf sogar Spaß machen und in vielen Fällen fehlt nur das richtige, an das menschliche Gehirn angepasste Werkzeug. Solch eine gehirngerechte und – unserer Erfahrung nach – die momentan effektivste kreative Arbeitstechnik ist das Mind Mapping®. Diese Methode wurde von dem Engländer Toni Buzan, einer weltweit führenden Autorität auf dem Gebiet der effizienteren Gehirnnutzung entwickelt.

Unser Großhirn unterteilt sich in zwei Hälften (Hemisphären), in denen unterschiedliche Funktionen und Arbeitsweisen dominieren. Der linken, unserer logischen, verbalen Hemisphäre sind analytische, geistige Fähigkeiten wie Lesen, Schreiben und Rechnen zuzuordnen. In der visuellen, künstlerischen rechten Hemisphäre sind Kreativität, Fantasie, Emotionen und ganzheitliches Bewusstsein zu Hause.

Im Gegensatz zu vielen anderen Techniken, mit denen wir uns seit der Einschulung plagen, da sie hauptsächlich die rationalen Fähigkeiten der linken Hirnhälfte in den Vordergrund stellen, wird beim Mind Mapping® durch das Zusammenspiel von Schlüsselwörtern, Bildern und Farben das Potenzial beider Gehirnhälften ausgeschöpft und erhöht.
Ob Ihr Denken eher links- oder rechtslastig ausgeprägt ist, ist zum Teil in den Genen verankert, kann aber auch eingeübt oder durch Vernachlässigung einer Gehirnhälfte beeinflusst werden. So geht man davon aus, dass Kinder noch generell die kreative rechte Hemisphäre bevorzugt einsetzen, aber bedingt durch die Linkshirn orientierte Ausrichtung unseres Schulsystems quasi umprogrammiert werden. Doch diese Umprogrammierung wird nicht allen Schülern gerecht, was sich in schlechten Leistungen widerspiegelt. Dieser Umstand erklärt auch, warum selbst große Genies wie Albert Einstein in der Schule nicht unbedingt Überflieger waren.

Sehen wir uns in der Altenpflege um, werden wir feststellen, dass in diesem Arbeitsgebiet vermehrt Menschen arbeiten, deren Fähigkeiten stärker im visuellen, kreativen und emotionalen Bereich angesiedelt sind. So ist es nicht verwunderlich, dass viele Mitarbeiter in der Pflege sich lieber mit dem Bewohner auseinander setzen als mit administrativen Schreibtischtätigkeiten.

Um den komplexen Anforderungen der modernen Altenpflege gerecht zu werden, sind aber Ihre rationalen, logischen Fähigkeiten genauso gefordert wie Kreativität, Emotionalität und ganzheitliches Bewusstsein. Effektives Denken ist immer auch vernetztes Denken und zeichnet sich durch die Verknüpfung der Fähigkeiten beider Hirnhälften aus. Wenn Sie Neues erlernen oder entwickeln, verbinden sich Ihre Gehirnzellen durch elektrische Impulse miteinander, dadurch werden Informationen von Zelle zu Zelle weitergegeben. Das so entstehende Muster, die so genannte Erinnerungsspur, kann als Gewohnheit, Gedächtnis oder als Lernvorgang bezeichnet werden. Je öfter und abwechslungsreicher eine Erinnerungsspur aktiviert wird, umso besser verankert sich das Erlernte im Gedächtnis. Abwechslung erreichen Sie dadurch, dass Sie Ihre Sinne ansprechen und Dinge, die herausragend sind, betonen. Um Dinge zu verstehen und im Gedächtnis zu behalten, aber auch um eigene Thesen zu entwickeln, ist Ihre Vorstellungskraft gefragt. Je schwieriger eine Aufgabe ist, desto mehr Fantasie ist notwendig. Auch scheinbar eher logische Probleme lassen sich oftmals nur mit Hilfe spielerischer Techniken, die die Vorstellungskraft und Fantasie anregen, lösen. Insofern ist das Mind Mapping® eine gehirngerechte, ganzheitliche Arbeitsweise, es verknüpft verbale, rationale Inhalte mit kreativen, fantasievollen und visuellen Elementen und regt dadurch in idealer Weise Ihre Denk- und Merkfähigkeiten an. Die netzartige Verknüpfung der Inhalte innerhalb der Mind Maps® erinnert auch optisch an den vernetzten Aufbau unseres Gehirns. So erklärt sich auch der Kommentar, den eine Fortbildungsteilnehmerin uns gegenüber äußerte: „Was Sie da zeichnen, sieht aus wie fliegende Gehirne."

Schöpfen Sie also das Gehirnpotenzial, dass Ihnen zur Verfügung steht, umfassender aus. Der Schlüssel dafür ist das Mind Mapping®, welches Ihnen hilft mit weniger Zeitaufwand, aber deutlich mehr Spaß und Effektivität, Lehrstoff aufzubereiten, zu präsentieren, Ihre tägliche Arbeit zu organisieren und Ihr Gedächtnis voll in Schwung zu bringen.

Die Gehirnhemisphären

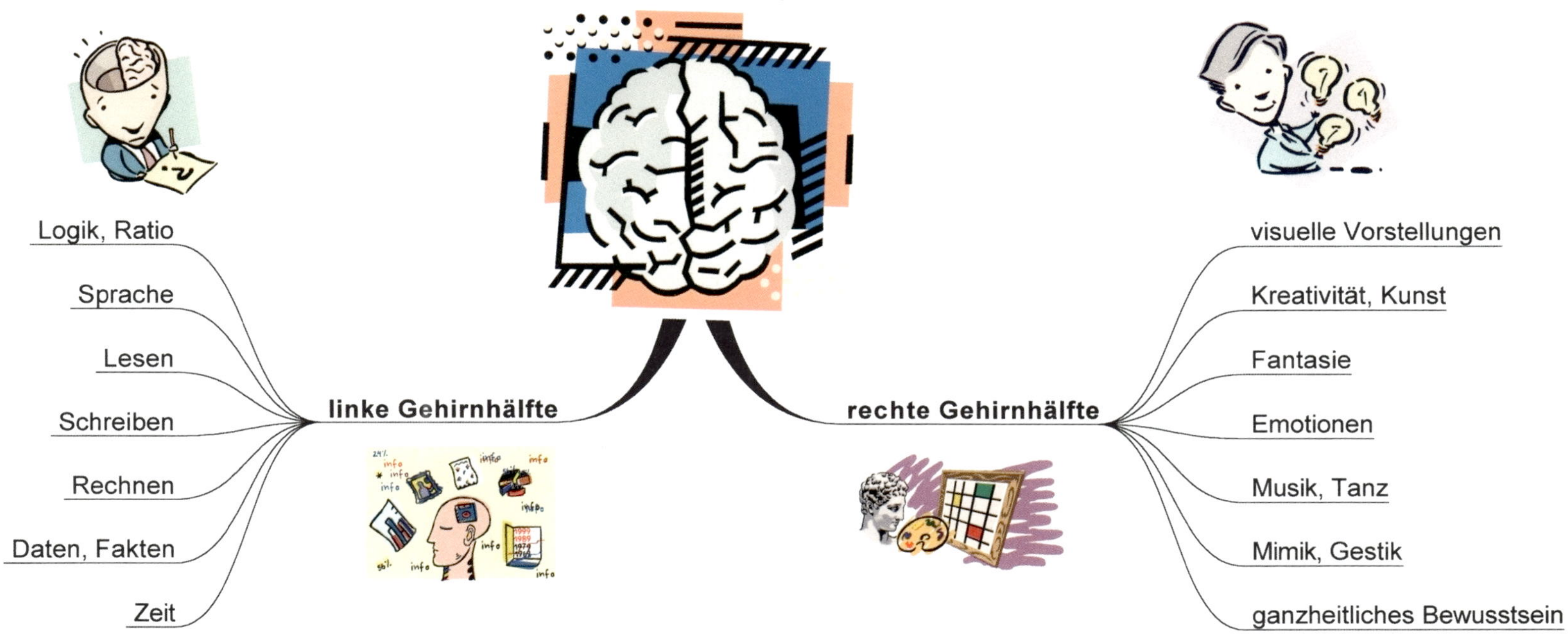

Grundsätze, Regeln und Vorteile

Grundsätze und Regeln – Was man beim Anfertigen von Mind Maps® beachten sollte

1. Verwenden Sie unliniertes Papier
Durch Linien oder Karos wird der Gedankenfluss eingeschränkt und die kreative Freiheit begrenzt. Außerdem wirken Mind Maps® auf unliniertem Papier optisch ansprechender. Die Größe des verwendeten Papiers ist abhängig vom Zweck, den Sie verfolgen.

2. Legen Sie das Papier quer
Durch das Querformat erreichen Sie eine bessere Ausnutzung des Blattes. Sie können mehr Text und Bilder unterbringen. Drehen Sie das Blatt während des Schreibens nicht. Lassen Sie es immer in der gleichen Position liegen. Dies erleichtert Ihnen später die Arbeit mit dem Mind Map® und sorgt für bessere Übersichtlichkeit und Handhabung, da Sie das Blatt beim Lesen nicht drehen und wenden müssen.

3. Schreiben und zeichnen Sie das zentrale Thema in die Mitte des Blattes
Gedanken entstehen in unserer geistigen, emotionalen Mitte. So schaffen Sie das Zentrum für die aus dem Thema entstehenden Ideen. Das Thema wird eingekreist oder als Bild umgesetzt. Bildhafte Darstellungen unterstützen die Erinnerungsfähigkeit des Gehirns und ermöglichen ein leichteres Lernen.

4. Zeichnen Sie von der Mitte aus die Hauptlinien
Die Hauptlinien sind dick gebogen und dünn auslaufend wie Sonnenstrahlen. Auf diese Strahlen schreiben Sie die Hauptüberschriften oder Schlüsselwörter. Wichtig ist, dass die Strahlen direkt mit dem zentralen Thema verbunden sind.

5. Fügen Sie weitere Verzweigungen und Gedankenebenen hinzu
Auf dünnere Linien, die mit den Hauptstrahlen verbunden sind, schreiben Sie die weitergehenden Gedanken. Worte und Bilder der vorherigen Gedankenebenen stimulieren weitere Assoziationen, die auf den folgenden Verzweigungen notiert werden. Lassen Sie die Verbindung zwischen den Linien nicht abreißen. Das Gehirn benötigt direkte Verbindungen, um den Gedankenfluss weiterführen zu können.

6. Lassen Sie sich von Ihren Ideen führen
So wie Ihre Gedanken fließen, dürfen Sie von einem Strahl zum anderen springen. Neue Hauptlinien können angelegt, Verzweigungen immer wieder ergänzt werden. Sie können den Ideenfluss durch das Anlegen leerer Linien anregen, ein unbeschriebener Ast verlockt zu Ergänzungen.

7. Verwenden Sie Schlüsselwörter
Wann immer möglich schreiben Sie nur ein einzelnes Schlüsselwort auf jede Linie. Benutzen Sie Groß- und Kleinbuchstaben in Druckschrift, da diese leichter lesbar sind und sich besser einprägen. Achten Sie darauf, dass die Wortlänge der Linienlänge entspricht, da das Gehirn ansonsten die Lücken mitspeichern muss. Es ist wichtig, dass Sie die einzelnen Buchstaben eng aneinander schreiben, damit das Auge das Wortbild schneller erkennen kann.

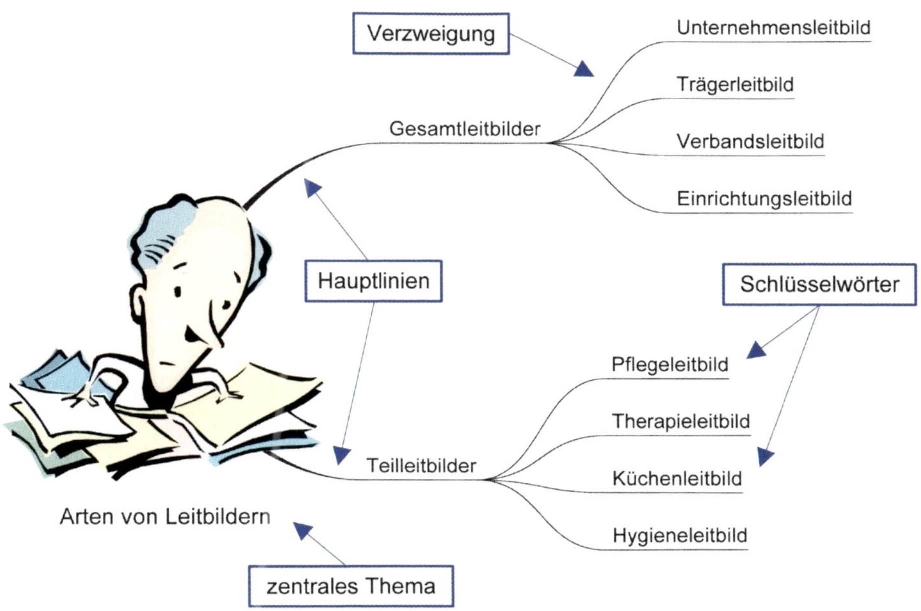

8. Verwenden Sie Farben
Verwenden Sie Farben, um das Gehirn zu stimulieren und die Übersichtlichkeit zu erhöhen. Sie können jeden Strahl in einer anderen Farbe zeichnen oder auch einzelne Wörter farblich absetzen.

9. Verwenden Sie Bilder und Symbole
Das Einfügen von Zeichnungen und Symbolen führt automatisch zu einer intensiveren Beschäftigung mit der Materie. Ihre geistigen Fähigkeiten werden gesteigert, Sie werden sich leichter an die erarbeiteten Themen erinnern.

10. Ordnen und nummerieren Sie die Inhalte
Eine geordnete Raumaufteilung ergibt ein klareres Bild und rhythmisiert die Themengebiete. Wenn Sie Platz zwischen den einzelnen Ästen freilassen, schaffen Sie Raum für neue Inhalte und weiterführende Gedanken. Ordnen Sie die Äste bei Bedarf nummerisch oder alphabetisch, damit geben Sie die Leserichtung vor. Ein geordnetes und strukturiertes Mind Map® sieht für den Betrachter gut aus und sorgt durch seine äußere Übersichtlichkeit für innere Klarheit des Denkens.

11. Verknüpfen Sie Inhalte durch Umrahmungen
Sie können thematisch zusammengehörende Äste durch einen an die Form der Äste angepassten Rahmen oder eine Wolke verbinden. Dadurch begrenzen Sie den Inhalt und geben diesem eine individuelle Form. Dieses Vorgehen hilft Ihrem

Gehirn zusammengehörende Informationen zu verknüpfen. Sie können auch Hinweispfeile nutzen, um Verbindungen zwischen einzelnen Ästen aufzuzeigen.

12. Spielen Sie mit den Gestaltungsmöglichkeiten
Verschönern Sie Ihr Mind Map® nach Lust und Laune, dies hilft Ihnen auch Denkblockaden zu überwinden, wenn Ihnen gerade nichts einfällt, um das Thema zu erweitern. Benutzen Sie Ihnen angenehme Materialien, Marker, bunte Stifte sowie verschiedene Papiersorten und gestalten Sie Ihren Arbeitsplatz anregend. Die dabei entstehende spielerische und kreative Grundhaltung sorgt für eine optimale Speicherung im Gehirn. Ein rascher Zugriff auf das erarbeitete und erlernte Wissen wird erleichtert. Finden Sie dabei Ihren eignen Stil, je individueller und einzigartiger Ihr Mind Map® gestaltet ist, umso mehr Nutzen wird es für Sie haben.

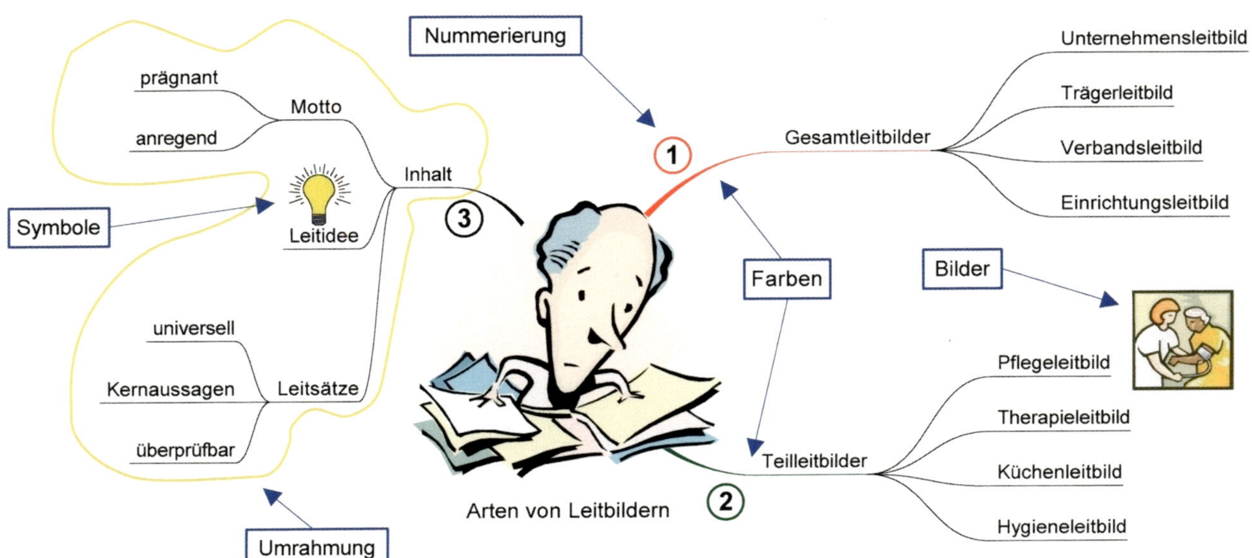

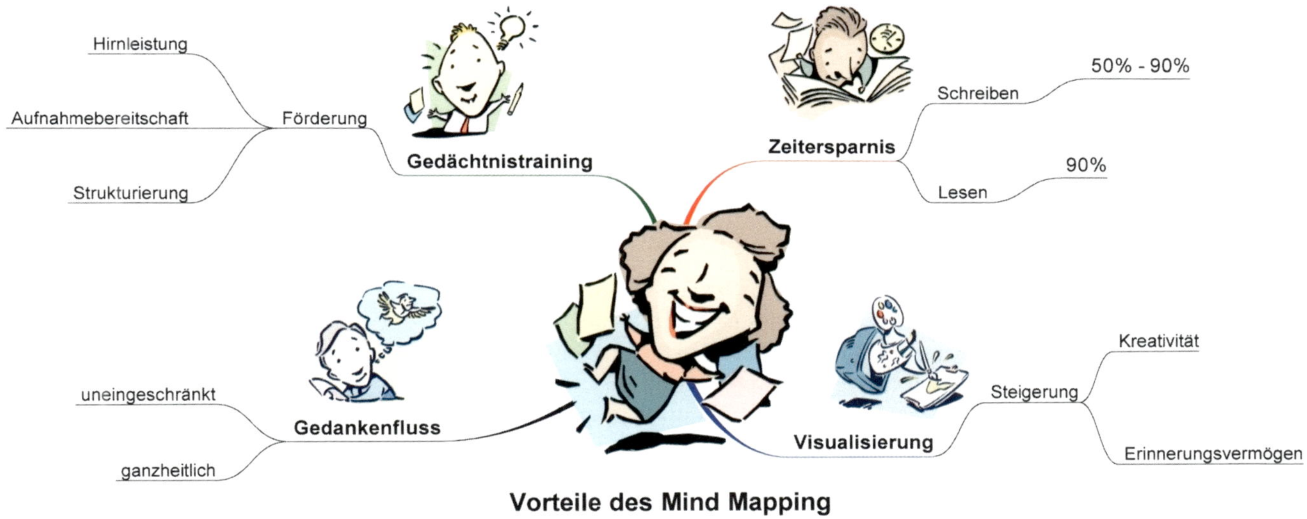

Vorteile des Mind Mappings®

Zeitersparnis
Das Anfertigen von Mind Maps® ist zeitsparend. Beim Anfertigen notieren Sie nur die Schlüsselworte, gegenüber linearen Aufzeichnungen sparen Sie so zwischen 50 bis 90 Prozent an Zeit. Beim Lesen der Mind Maps® haben Sie eine über 90-prozentige Zeitersparnis gegenüber herkömmlichen Texten.

Visualisierung
Durch die Verknüpfung der Schlüsselbegriffe werden Kreativität und Erinnerungsvermögen gesteigert. Visuell anregende und farbige Mind Maps® können vom Gehirn leichter gespeichert werden als eintöniger Fließtext.

Gedankenfluss
Mind Maps® fördern den freien Fluss Ihrer Gedanken. Sie werden nicht durch Zeilen oder Kapitel eingeschränkt, sondern zu neuen Erkenntnissen angeregt und können diese nach Lust und Laune ergänzen. So kommen Sie dem natürlichen Bedürfnis Ihres Gehirns entgegen, Dinge in ihrer Gesamtheit darzustellen und zu erfassen.

Gedächtnistraining
Das Arbeiten mit Mind Maps® fördert Ihre Hirnleistung. Sie lernen strukturierter zu denken, Ihre Aufnahmebereitschaft und Wachheit für neue Dinge wird insgesamt erhöht. Das Vertrauen in Ihre geistigen Fähigkeiten wird aufgebaut.

Ihr erstes Mind Map®

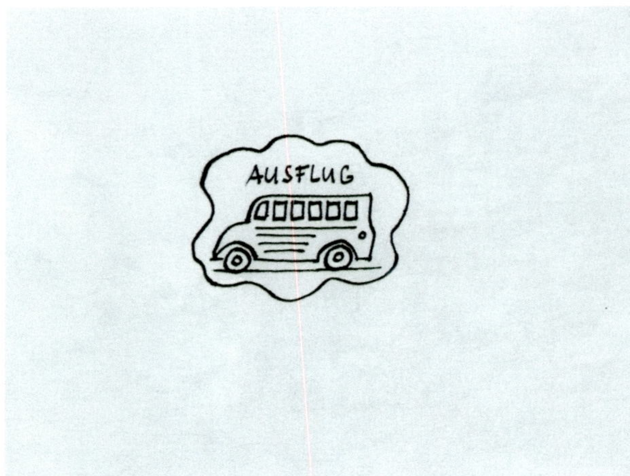

Nehmen Sie sich ein weißes unliniertes Blatt Papier in DIN-A4-Format und legen es quer vor sich auf den Tisch. Schreiben Sie nun das Thema, welches Sie bearbeiten möchten in die Mitte des Blattes und ziehen einen Rahmen um das Wort oder zeichnen eine kleine Grafik.
Als Beispiel haben wir die Planung eines Ausflugs ausgewählt, Sie können aber auch ein anderes Thema Ihrer Wahl benutzen.

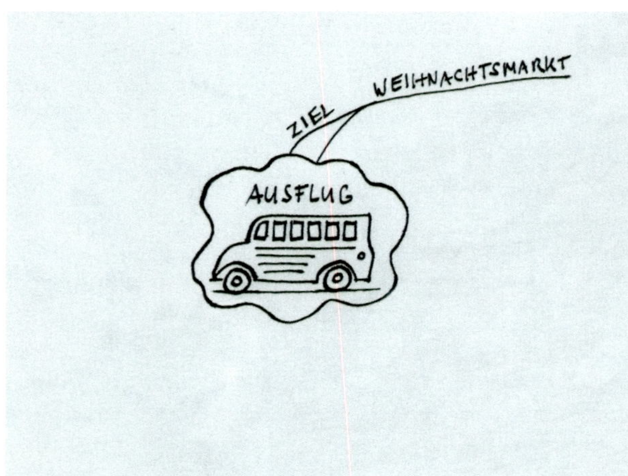

Fügen Sie nun den ersten Hauptast an und schreiben darauf einen Schlüsselbegriff. Möglicherweise fallen Ihnen direkt weitere Gedankenverbindungen ein, für die Sie den ersten Hauptast mit Verzweigungen ausstatten, auf die Sie wiederum die wichtigen Schlüsselbegriffe aufschreiben. Achten Sie darauf, dass die Länge der Linien der Wortlänge entspricht.

Fallen Ihnen keine weiteren Verzweigungen ein, beginnen Sie mit dem zweiten Hauptast, beschriften ihn und kümmern sich um die weiteren Verzweigungen.

Fällt Ihnen zu einem Hauptast spontan nichts ein, machen Sie einfach mit dem nächsten Hauptast weiter. Da Mind Maps® von einem Zentralthema ausgehen, lassen sie sich organisch erweitern.

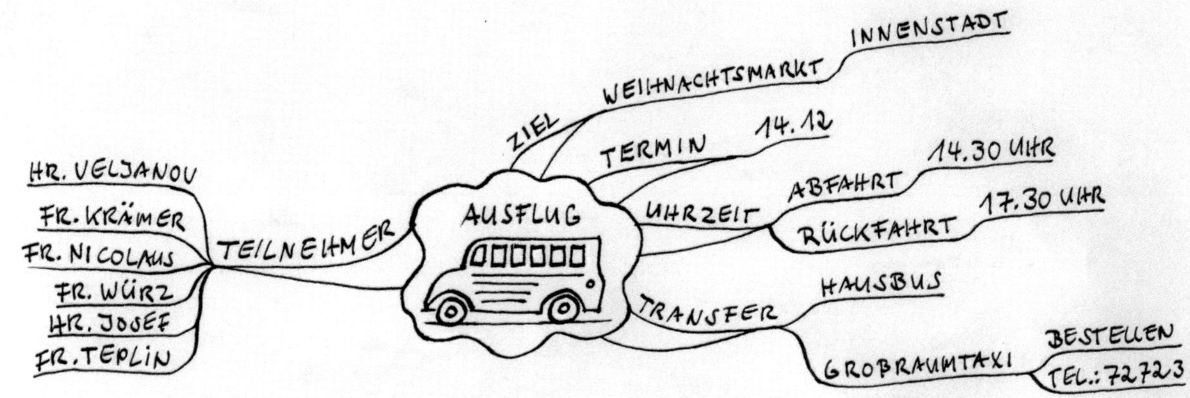

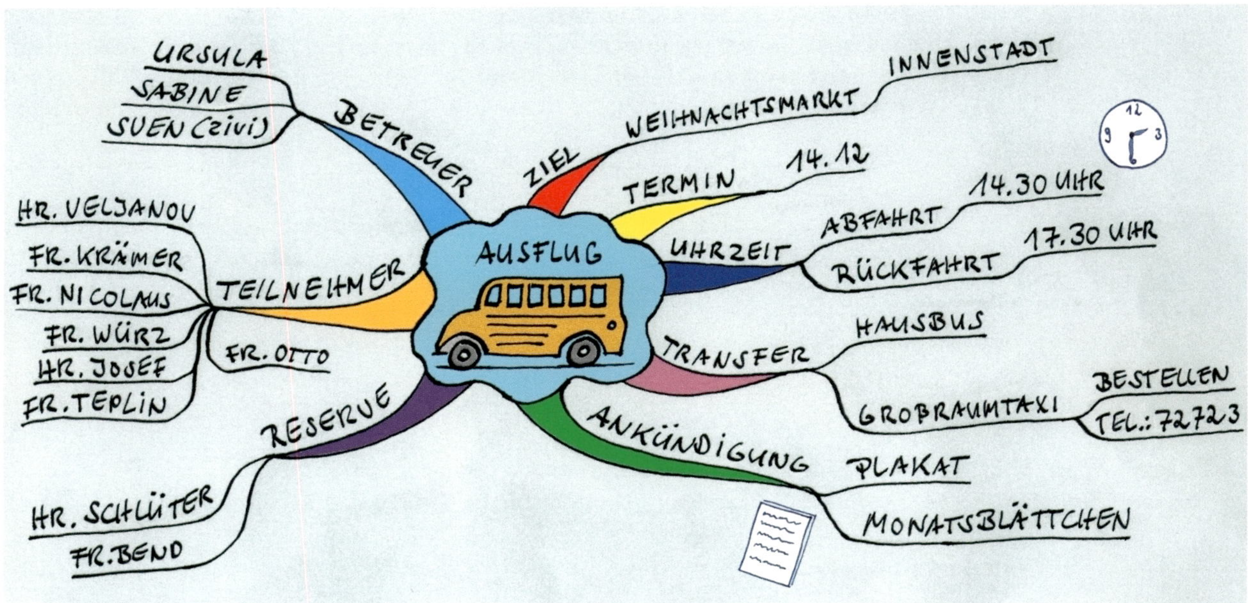

Zwischendurch können Sie nach Herzenslust Ihr Mind Map® mit kleinen Zeichnungen versehen oder von Ast zu Ast springen, um weitere Verzweigungen anzulegen. Sind Sie nun so weit, dass Sie die wichtigsten Aspekte und Gedanken in Ihrem Mind Map® untergebracht haben, können Sie eine Struktur anlegen, indem Sie das Mind Map® mit Zahlen, Buchstaben oder Symbolen versehen. Machen Sie Dinge, die Ihnen besonders wichtig sind, deutlich, benutzen Sie verschiedene Farben und koppeln Sie Begriffe, die Sie im Kopf behalten wollen, mit kleinen Bildern. So bringen Sie die Fähigkeiten der rechten Gehirnhälfte ins Spiel und es kommt zu einem Synergie-Effekt. Farben, Bilder und Symbole stellen vielfältige Verbindungen und Assoziationen zu bereits vorhandenen Daten und Informationen her.

Ihr erstes Mind Map®

Betrachten Sie nun Ihr Mind Map®. Sie werden erstaunt sein, wie viel Ihnen in dieser kurzen Arbeitsphase eingefallen ist und wie leicht Sie sich den Inhalt merken können.

Es macht nichts, wenn Ihr erstes Mind Map® noch nicht ganz perfekt ist, wie bei allem macht die Übung den Meister. Machen Sie bei der nächsten Gelegenheit Ihre Notizen doch einfach mal in Form eines Mind Maps®. Sie werden sehr schnell lernen, Ihre Mind Maps® gezielt einzusetzen und in allen Lebenslagen zu verwenden. Zudem werden Sie feststellen, wie es Ihnen immer leichter fällt, das Potential beider Gehirnhälften zu verknüpfen und strukturierter zu denken.

Für Ihre ersten Gehversuche oder auch als Kopiervorlage, wenn es einmal schnell gehen muss, haben wir Ihnen noch ein Blanko-Mind Map® angefertigt. Auch hier können Sie natürlich die Verzweigungen erweitern oder Äste und Bilder hinzufügen und farbig gestalten.

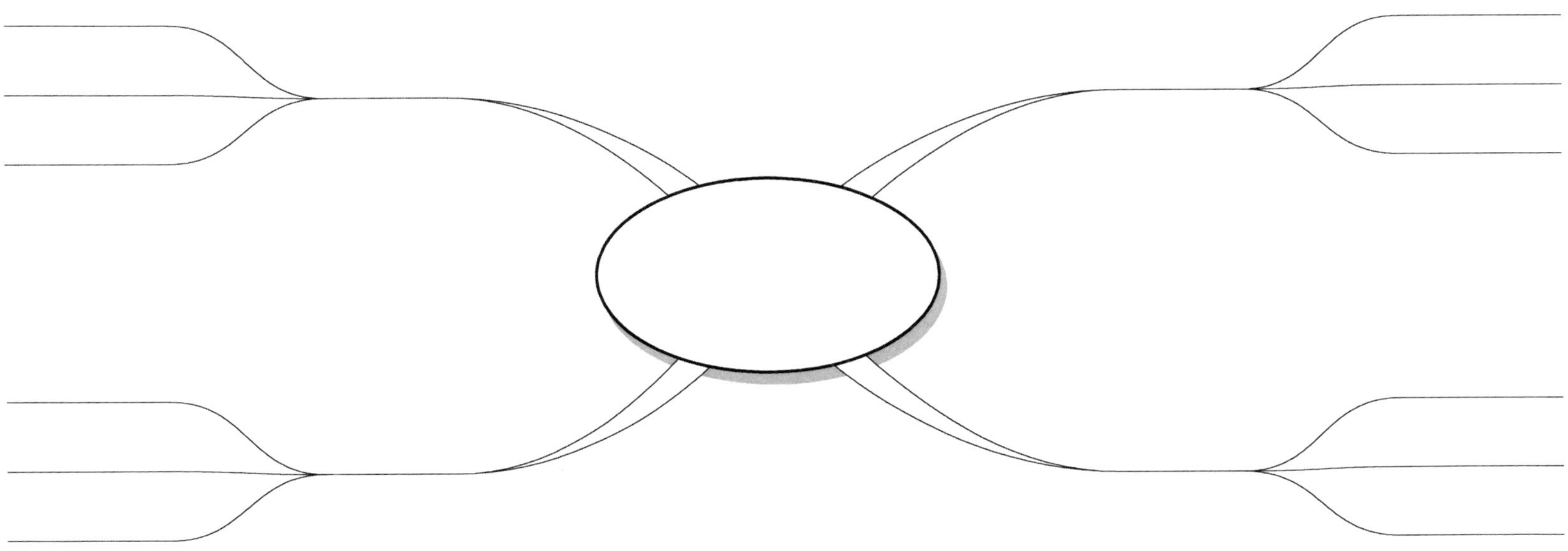

Einsatz von Symbolen und Bildern

- Idee, Geistesblitz

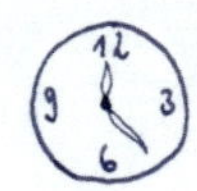

- wenn es um Termine geht

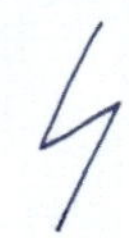

- Spannungen, Konflikt

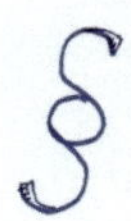

- wenn Gesetze im Spiel sind

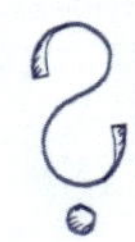

- wenn Punkte noch abgeklärt werden müssen oder unklar sind

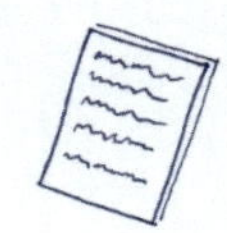

- Schriftstück, Dokument erforderlich

Auch wenn Ihre zeichnerischen Fähigkeiten nicht so groß sind, sollten Sie in der Lage sein, eine kleine Anzahl von einfachen Symbolen anfertigen zu können. Setzen Sie die Symbole immer ein, wenn Sie etwas unterstreichen, besonders hervorheben oder im Gedächtnis verankern wollen. Sie signalisieren Ihrem Gehirn „Achtung, hier ist etwas los!“.
Bedenken Sie, dass die Verwendung von Symbolen und Bildern bis zu den Höhlenmalereien der frühen menschlichen Kulturen zurückreicht. Erst nachdem der Umgang mit dem geschriebenen Wort zum Standard für alle Zivilisationen wurde, schien die Verwendung von Bildern überflüssig und bestenfalls für Kinder von Nutzen zu sein. Eine Annahme, die man sehr leicht als falsch identifizieren kann.

Ohne Symbole wäre unsere heutige Welt noch unüberschaubarer. Stellen Sie sich nur einmal vor, unsere Verkehrsschilder wären anstatt mit Symbolen, „schwarz auf weiß“ mit kurzen Sätzen beschriftet. Niemand könnte in Sekundenbruchteilen diese Inhalte entziffern und sich entsprechend verhalten. Um ein Symbol zu erkennen, genügt dieser Bruchteil einer Sekunde. Denken Sie also um und erleichtern Sie es Ihrem Gehirn, durch die Verwen-dung von Symbolen Informationen sekundenschnell zu erfassen und aufzunehmen.

Als Anregung schauen Sie sich die Symbole mit den dazugehörigen Erklärungen an und fügen diese bei Bedarf in Ihre eigenen Mind Maps® ein.

- wenn Emotionen mit im Spiel sind

- positive Zustimmung und Ereignisse

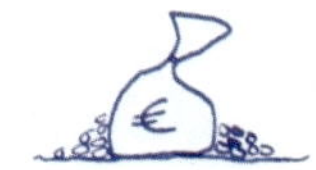

- finanzielle Aspekte

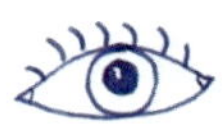

- beobachten, im Auge behalten

- negative Stimmung und Ereignisse, Ablehnung

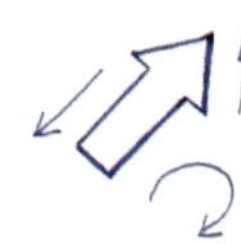

- Richtung angeben, einen Trend anzeigen

Nutzen Sie die Symbole auch bei Ihren Vorträgen und Präsentationen. Oftmals kann man Worte oder auch Redewendungen durch ein Symbol ersetzen und so die Fantasie der Zuschauer anregen. Probieren Sie einfach aus, was machbar ist und an welchen Stellen Symbole und Bilder einsetzbar sind. Schauen Sie sich das folgende Beispiel an. Sie werden sicherlich schnell darauf kommen, welches Sprichwort hier von uns symbolisch umgesetzt wurde.

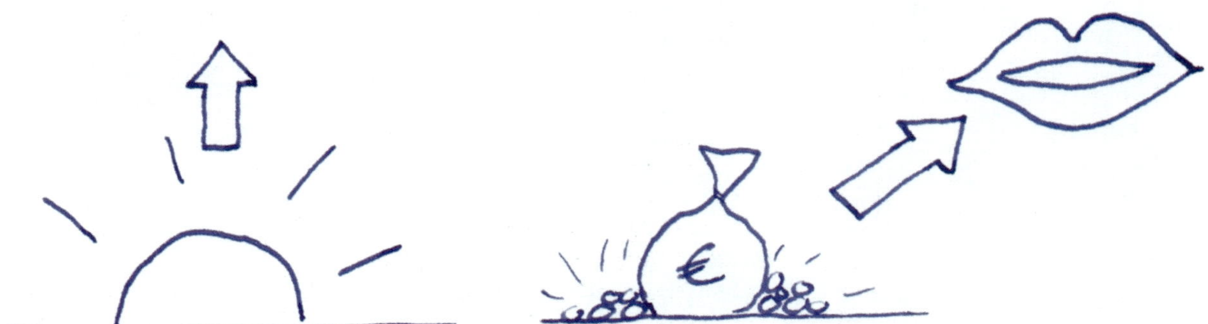

Morgenstund' hat Gold im Mund

Gestaltung des zentralen Themas
Eine vereinfachte Form das Hauptthema in einem zentralen Bild darzustellen, die wir oft verwenden, ist eine Wolke, die wir mit einem Symbol oder einem kleinen Bild erweitern. So erreichen Sie mit einem geringen zeichnerischen Aufwand einen hohen Wiedererkennungswert Ihrer Mind Maps®.

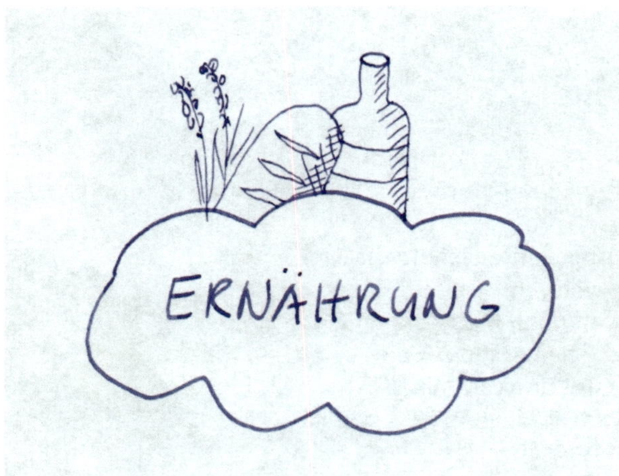

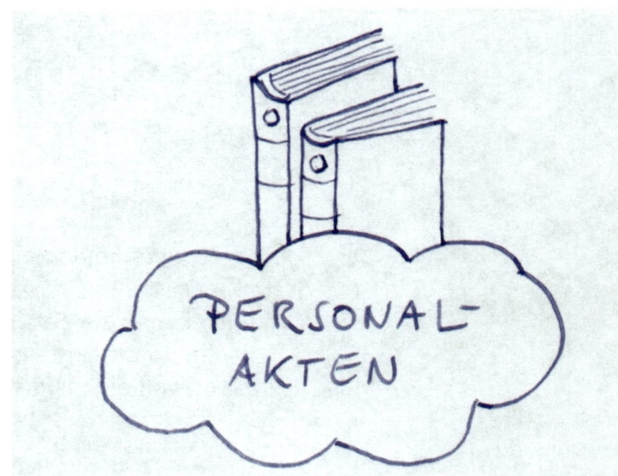

Mind Mapping® mit dem PC

Das Anfertigen von Mind Maps® ist mittlerweile mit verschiedenen PC-Programmen möglich. Diese ergänzen die Möglichkeiten der Erstellung von Mind Maps® nicht nur, sondern erweitern sie wesentlich. Mind Maps® lassen sich professionell gestalten, archivieren, vervielfältigen und für Veröffentlichungen z.B. in Qualitätshandbüchern und Standards nutzen. Auch wenn Sie sich grafisch und gestalterisch nicht sicher fühlen, erzielen Sie mit diesen Programmen ansprechende Ergebnisse. Durch die Nutzung der Software erhalten Sie auch Impulse für die Erstellung Ihrer handschriftlichen Mind Maps®.

Einige Programme zur Gestaltung von Geschäftsdiagrammen, wie z. B. Microsoft Visio, bieten integrierte Möglichkeiten zur Fertigung von Mind Maps®. Einfacher und benutzerfreundlicher ist jedoch die Nutzung von eigens für die Erstellung von Mind Maps® programmierter Software. Weit verbreitet und in verschiedenen Versionen erhältlich ist der Mind-Manager der Firma Mindjet.

CreativeMindMAP®
Die Mind Maps® in diesem Buch wurden mit dem Programm CreativeMindMAP® von Data Becker angefertigt. Dieses relativ preisgünstige Mind-Map®-Programm kann nach sehr kurzer Einführungszeit einfach und komfortabel genutzt werden. Verschiedene Assistenten helfen Ihnen beim Anordnen der ersten Begriffe und Zeichnen der Äste.

Der „Programm-Assistent“
Mit dem „Programm-Assistenten“ fertigen Sie in drei Schritten das Gerüst eines aus zwei Ebenen (dem zentralen Thema und beliebig vielen Unterthemen) bestehenden Mind Maps® an.
Zur Verdeutlichung der Arbeitsweise haben wir das handschriftliche Beispiel der Planung eines Bewohnerausflugs aus dem vorherigen Kapitel hier mit dem PC umgesetzt.

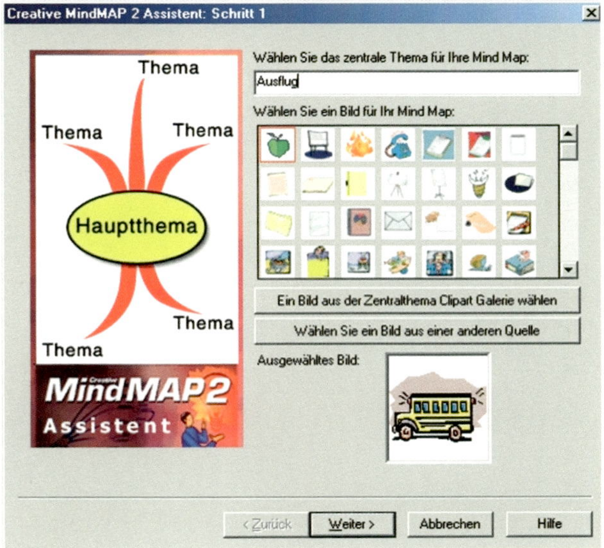

Im ersten Schritt wird das Hauptthema für das Mind Map® benannt, in diesem Fall der Begriff „Ausflug“. Die zentrale Grafik wird aus der zum

Programm gehörenden Clipart Galerie oder einer anderen Quelle ausgewählt.

Im zweiten Schritt notieren Sie die Unterthemen und benennen damit die Hauptäste Ihres Mind Maps®.

Im dritten Schritt können Sie die Linienform Ihres Mind Maps® über eine Vorschaufunktion sehen und frei auswählen. Sie haben die Wahl zwischen geraden und geschwungenen Linien in verschiedenen Breiten sowie verschieden grafischen Formen (Pfeile, Wolken, Kreise, Vierecke oder Sterne).

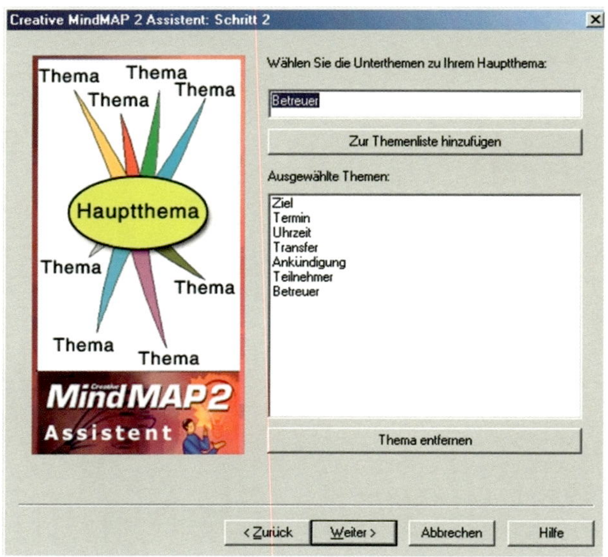

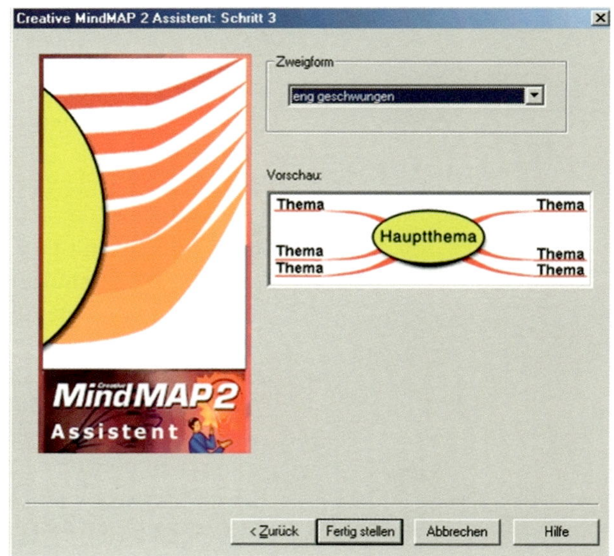

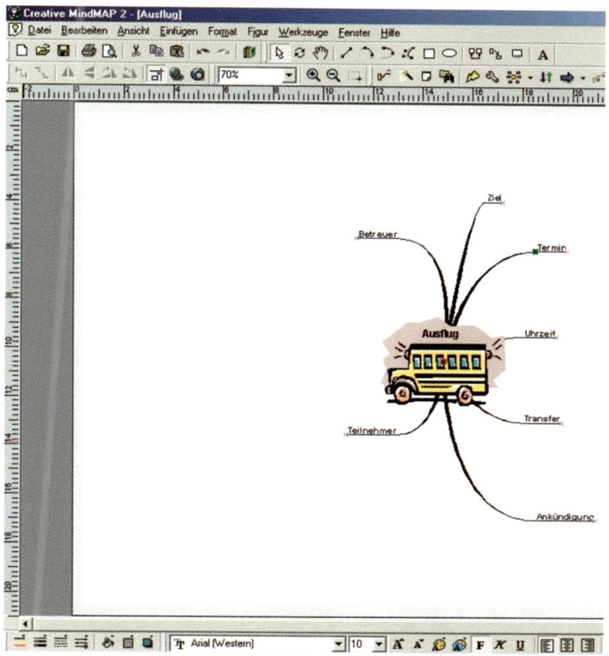

Nach Fertigstellung durch den Assistenten erhalten Sie ein Mind Map® mit zwei Ebenen, dieses können Sie beliebig bearbeiten, mit weiteren Verzweigungen ergänzen und ausdrucken.

Der „Brainstorming-Modus“

Wer wenig Zeit hat, kann im „Brainstorming-Modus“ einfach Begriffe in eine Gliederung schreiben. Hier haben Sie auch die Möglichkeit, per Stoppuhr ein Zeitlimit vorzugeben und können beliebig viele Ebenen anlegen.
Anschließend können Sie sich das Mind Map® per Mausklick automatisch anfertigen lassen.

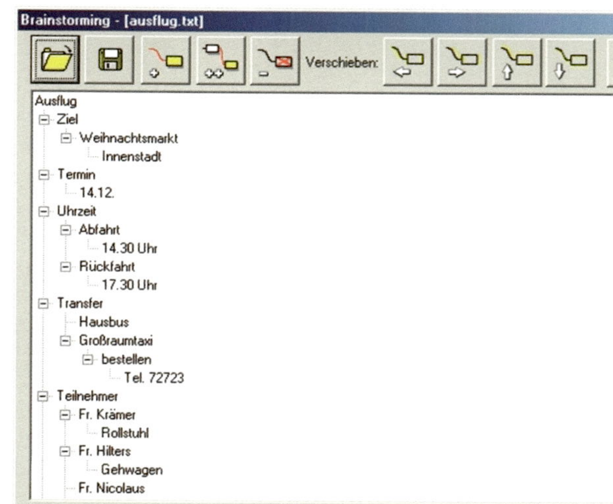

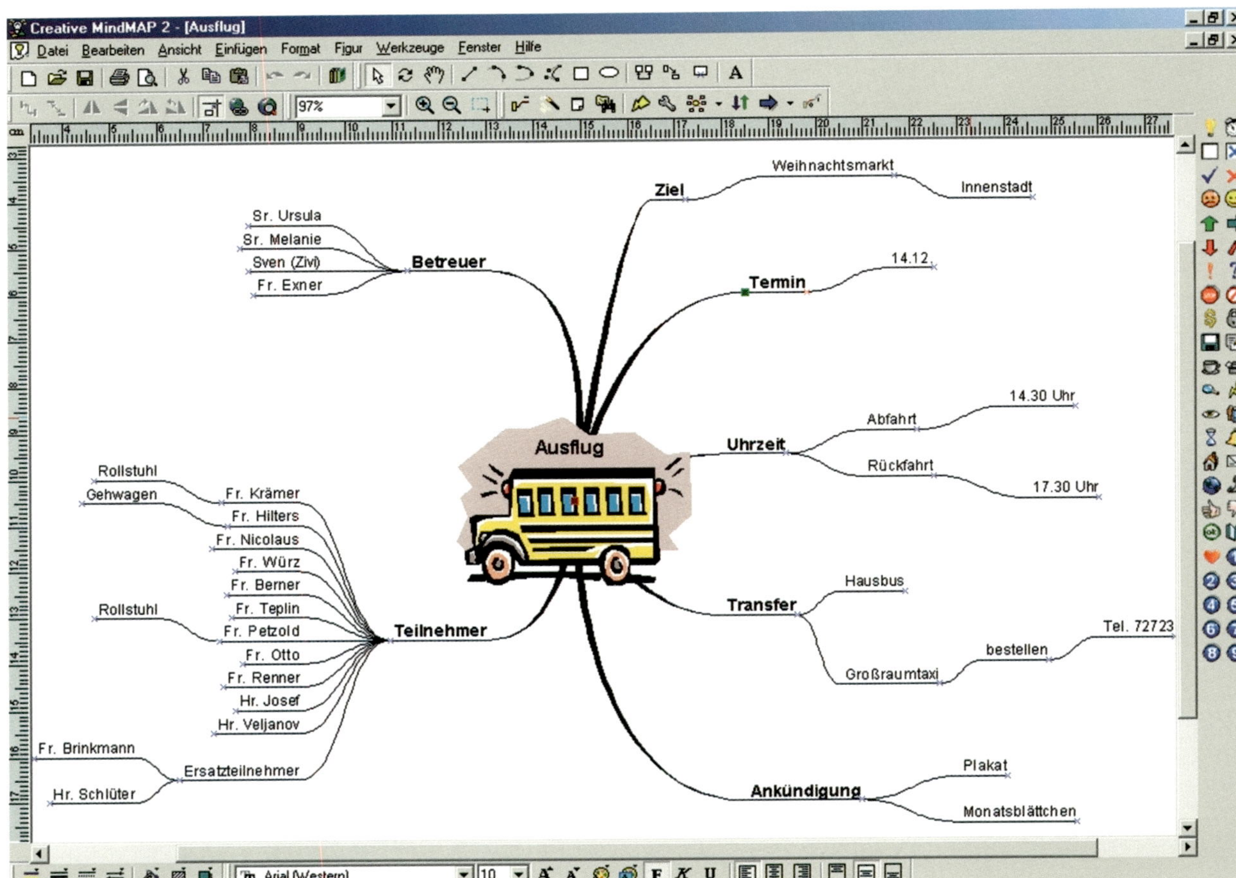
Creative MindMAP 2 - [Ausflug]
Datei Bearbeiten Ansicht Einfügen Format Figur Werkzeuge Fenster Hilfe
Ausflug
Ziel
Weihnachtsmarkt
Innenstadt
Termin
14.12.
Betreuer
Sr. Ursula
Sr. Melanie
Sven (Zivi)
Fr. Exner
Uhrzeit
Abfahrt
14.30 Uhr
Rückfahrt
17.30 Uhr
Transfer
Hausbus
Großraumtaxi
bestellen
Tel. 72723
Ankündigung
Plakat
Monatsblättchen
Teilnehmer
Fr. Krämer
Rollstuhl
Fr. Hilters
Gehwagen
Fr. Nicolaus
Fr. Würz
Fr. Berner
Fr. Teplin
Fr. Petzold
Rollstuhl
Fr. Otto
Fr. Renner
Hr. Josef
Hr. Veljanov
Ersatzteilnehmer
Fr. Brinkmann
Hr. Schlüter
Arial (Western)

Import von Aufgabenlisten
Das Programm bietet Ihnen zudem die Möglichkeit, Ihre vorhandenen Aufgabenlisten aus Microsoft Outlook zu importieren. Die ausgewählten Aufgaben werden automatisch als Zweige um das Hauptthema geordnet. Die wichtigsten Daten der Aufgaben werden in zusätzlichen Textfenstern hinterlegt.

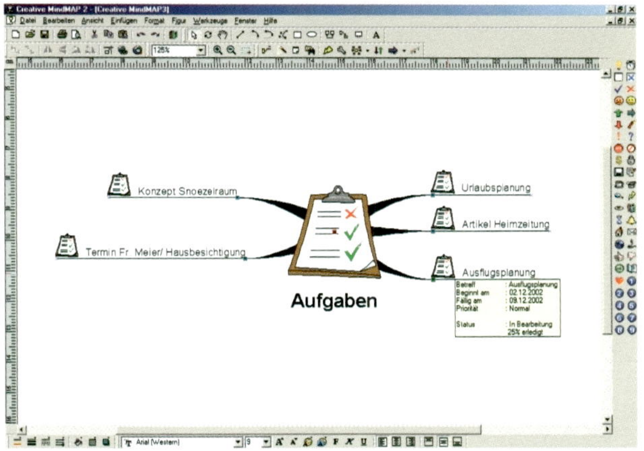

Weitere Programmfunktionen
Einmal geschriebene Äste lassen sich jederzeit beliebig verschieben, ergänzen, farblich und gestalterisch verändern. Einzelne Objekte und Objektgruppen können zur besseren Orientierung separat markiert, eingefärbt oder kommentiert, sowie durch die Verwendung von Pfeilen und Verbindungslinien optisch gegliedert werden. Zudem kann jeder Ast des Mind Maps® mit unbegrenztem Text versehen werden. Damit eignet sich dieses Programm auch zur Erstellung umfangreicher Dokumentationen.

Innerhalb des Programms stehen Ihnen eine große Palette mit Bildern und Symbolen zur Verfügung, mit denen sich Begriffe anschaulich darstellen lassen. Außerdem können Cliparts aus andern Quellen eingebunden werden, ebenso wie Audio- und Videodateien. Das Layout des Mind Maps® kann mit der Maus bequem verändert werden und durch Hyperlinks mit anderen Dateien oder Internetseiten verbunden werden.

Sie können das fertige Bild in beliebiger Größe ausdrucken, in andere Grafikformate exportieren und so in anderen Programmen weiterverwenden sowie für die Präsentation im Internet formatieren. Zudem lässt sich das Mind Map® auch als konventionell strukturierte Gliederung ausdrucken oder zur weiteren Bearbeitung in ein Textverarbeitungsprogramm exportieren.

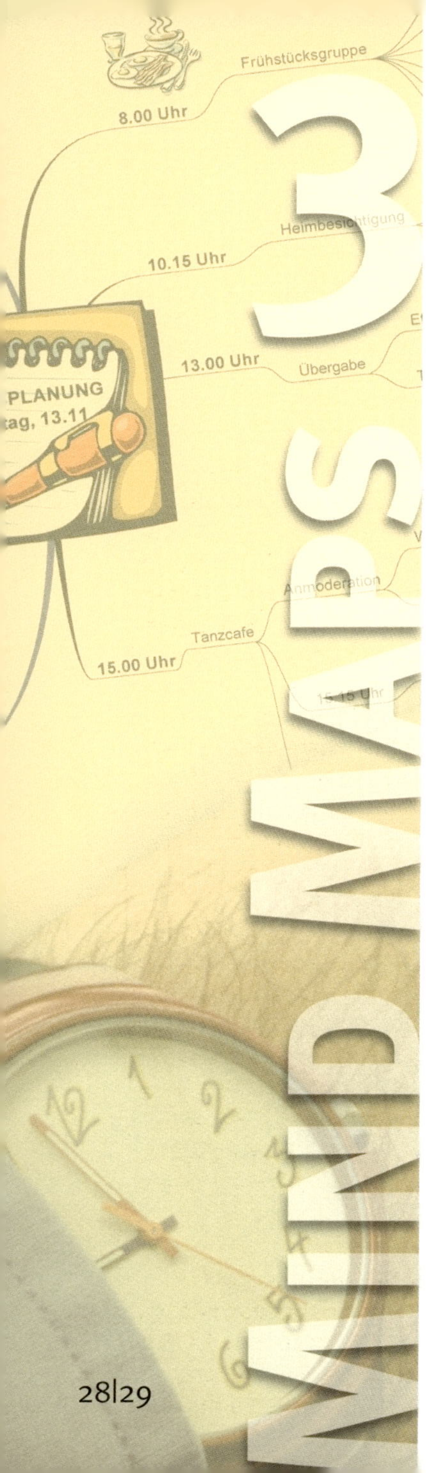

Einsatzmöglichkeiten

Dieses Kapitel beschäftigt sich mit den vielfältigen Einsatzmöglichkeiten von Mind Maps®. Ob Sie für das Altenpflegeexamen lernen, einen Qualitätszirkel moderieren oder einfach nur Ihre Notizen übersichtlicher gestalten möchten, hier finden Sie Anregungen, Tipps und Beispiele.

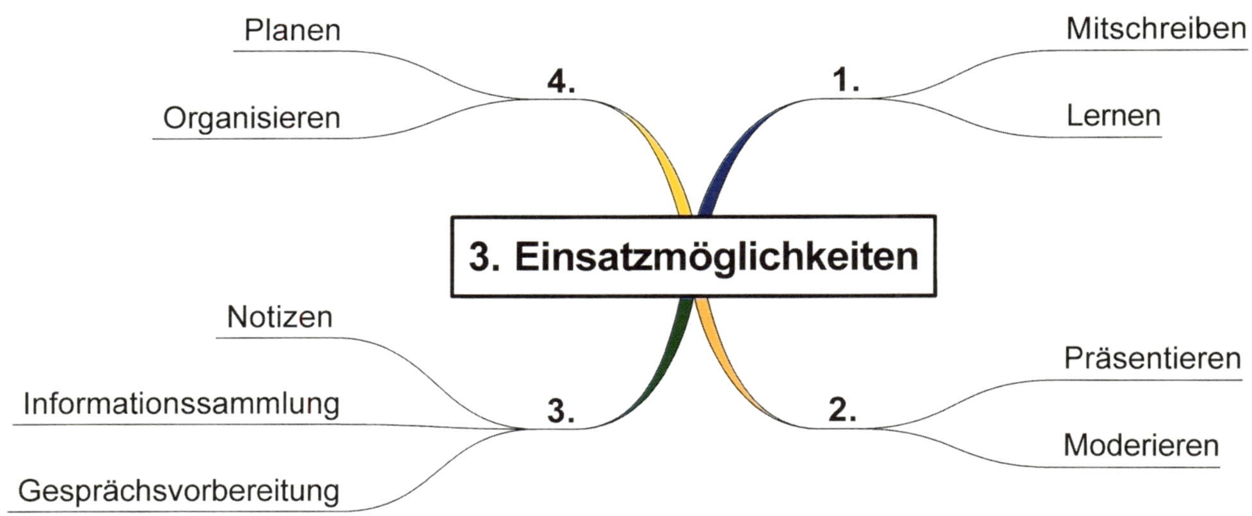

Mitschreiben und lernen

Sinn des Mitschreibens ist es, die Gedanken und Ausführungen eines anderen für sich selbst möglichst übersichtlich und verständlich zusammenzufassen. Mit Hilfe von Mind Maps® können Sie jeden Lernstoff optimal bewältigen. Wenn Sie sich auf das Altenpflegeexamen oder auf Zusatzqualifikationen wie Wohnbereichsleitung, Pflegedienstleitung etc. vorbereiten, bieten Mind Maps® eine ideale Lernhilfe. Dies gilt sowohl für Notizen und Aufzeichnungen während der Unterrichtseinheiten als auch für die Vorbereitung von mündlichen Prüfungen, Referaten und Hausarbeiten.

Mitschreiben

Schauen Sie sich Unterlagen an, die Sie bei Fortbildungen angefertigt haben. Die meisten sind mit kleinen Kritzeleien versehen. Zur Ablenkung, wenn es langweilig wird nur zuzuhören, wird meist nebenbei auf den Unterlagen gezeichnet. Mind Mapping® nutzt dieses kreative Element. Bilder zeichnen während des Zuhörens ist erwünscht, da man sich dadurch wieder besser konzentrieren kann. Zudem unterstützen die eingefügten Bilder den Inhalt der Aufzeichnungen.

Als Zuhörer können Sie den Lehrstoff direkt in ein Mind Map® verpacken. Das Mind Mapping® erlaubt es, wie kaum eine andere Methode, während eines Vortrages oder innerhalb des Unterrichtes effektiv mitzuschreiben.
Bei herkömmlichen Methoden haben Sie meist nur die Möglichkeit, sich auf den Redner zu konzentrieren und darauf zu hoffen, am Ende des Vortrages oder des Unterrichtes ein Skript zu bekommen oder den Kopf kaum hochzunehmen und akribisch zu versuchen, möglichst viel mitzuschreiben. Mind Maps® bieten eine sinnvolle Alternative. Sie schreiben das Thema der Unterrichtsstunde oder des Vortrages auf Ihr Blatt und umranden es. Nun konzentrieren Sie sich auf den Redner und nur, wenn ein wichtiger Schlüsselbegriff fällt, bauen Sie diesen in ihr Mind Map® ein. Zählt der Dozent wie im unten aufgeführten Beispiel die Kernsymptome der Depression im Alter auf, legen Sie einen Arm mit der Aufschrift „Kernsymptome" an. Werden nun die einzelnen Symptome besprochen, schreiben Sie die Schlüsselworte auf neue Verzweigungen. Wenn der Redner von den „Kernsymptomen" zwischenzeitlich zu den „Ursachen" wechselt, folgen Sie ihm einfach, indem Sie einen neuen dicken Arm mit der Aufschrift „Ursachen" anlegen und diesen wiederum verzweigen. Kehrt der Redner wieder zu den „Kernsymptomen" zurück, springen auch Sie wieder zu dem entsprechenden Ast. So kommen Sie selbst bei einem sehr unstrukturierten Vortrag zu einer brauchbaren Zusammenfassung.

Wenn Sie während eines langen Vortrages die Konzentration zu Gunsten des Spieltriebes verlässt, werden Sie einfach kreativ und verschönern ihr Mind Map®. Ergänzen Sie Verzweigungen mit kleinen Bildern oder Gestalten Sie das Hauptthema durch

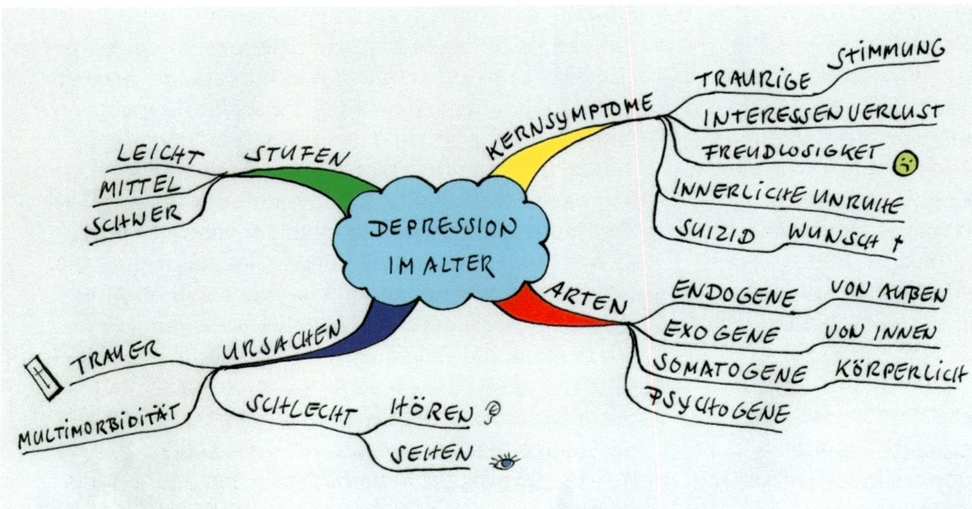

einen angedeuteten Schatten mehrdimensional. Wenn Sie farbige Stifte oder Marker dabei haben, malen Sie die bereits vorhandenen Äste bunt aus. Lassen Sie Ihrer Fantasie freien Lauf. Ihr Gehirn wird sich schnell wieder erholen und Sie können dem Vortrag wieder uneingeschränkt folgen. Da Sie Ihr Mind Map® gerne vollständig haben möchten, werden Sie fast automatisch nachfragen, wenn Ihnen etwas unklar erscheint oder Sie einer Ausführung des Dozenten nicht folgen konnten. Dieses Nachfragen zeigt Ihre Motivation und bringt Ihnen einen zusätzlichen Bonus.

Schriftliche Ausarbeitungen

Müssen Sie schriftliche Ausarbeitungen (z. B. Seminar-, Haus- oder Diplomarbeiten) anfertigen, empfiehlt es sich zur besseren Verständlichkeit grafische Elemente in Form von Schaubildern in den Text zu integrieren. Auch hierfür eignen sich Mind Maps® sehr gut, sie ergänzen Ihre Ausführungen optisch sehr ansprechend und lassen sich gut für die Gestaltung eines Titelblattes verwenden. Hier empfiehlt es sich mit dem Computer gefertigte Mind Maps® zu benutzen, da diese professioneller wirken.

Lernen

Die erste Hürde beim Lernen ist zumeist die Frage „Wie und wo fange ich an?“. Mit Mind Maps® lösen Sie diese Aufgabe spielerisch. Wie immer können Sie einfach das Thema in die Mitte schreiben und dann die ersten Zweige mit dem Wissen, über das Sie bereits verfügen, anlegen, danach ergänzen Sie die weiteren Äste aus dem Lehrmaterial, dass Sie zur Verfügung haben. Wenn Sie nun spüren, dass Ihre Konzentration nachlässt, greifen Sie nicht gleich zu Ersatzhandlungen wie Staubsaugen, Aufräumen etc., sondern verschönern Sie einfach Ihr Mind Map®, bis Sie sich wieder auf den Stoff konzentrieren können. Das Malen auf dem Mind Map® liefert zudem neue Anregungen und Ideen, da Sie damit den kreativen Teil des Gehirns stärker aktivieren. Auf diese Art und Weise umgehen Sie den Fluchtzwang beim Lernen und können Ihre Zeit effektiver nutzen.
Ganz gleich, welcher Lerntyp Sie sind, ob gründlich-

methodisch oder kreativ-chaotisch, konstant oder bis zur letzten Minute abwartend, egal ob es Ihnen bisher eher leicht gefallen ist, Lernstoff zu strukturieren und zu lernen oder ob Sie sich von großen Lernstoffmengen eher eingeschüchtert fühlen, für alle Lerntypen bietet das Mind Mapping® Vorteile. Auch wenn Sie glauben je älter Sie werden um so schwerer muss das Erlernen von neuem Lernstoff werden, das Mind Mapping® wird Sie unterstützen, Ihnen zu besseren Noten verhelfen und zu mehr Effizienz beim Lernen führen. Als wir elf Jahre nach unseren letzten Prüfungen – während der Studienzeit – im Rahmen einer berufsbegleitenden Managementausbildung vier Prüfungen ablegen mussten, hat uns das konsequente Arbeiten mit Mind Maps® – unabhängig von einander und obwohl wir beide zu sehr unterschiedlichen Lerntypen gehören – ermöglicht, alle Prüfungen einheitlich mit der Note „sehr gut" abzuschließen. Das umfangreiche Lernpensum neben einer Vollzeittätigkeit wäre ohne diese Technik sehr viel mühsamer und möglicherweise mit einem nicht so guten Ergebnis zu bewältigen gewesen.

Zur Prüfungsvorbereitung ist es notwendig, umfangreiches Lehrmaterial durchzuarbeiten. Liest man aber Skripte ohne sich dabei Notizen zu machen, verinnerlicht man nur einen geringen Prozentsatz des Gelesenen. Wenn Sie jedoch schon während des Lesens den Lernstoff mit Hilfe von Mind Maps® strukturieren und dadurch die Inhalte individuell und kreativ verpacken, bleiben bereits beim ersten Durcharbeiten viele Details im Gehirn haften. Haben Sie die Themen einmal in Ihren Mind Maps® erfasst und komprimiert, müssen Sie die seitenlangen Skripte nicht nochmals lesen – es sei denn beim Lernen tauchen Unklarheiten auf – sondern können mit den Mind Maps® als Lernmaterial weiterarbeiten. Alternativ können Sie die Inhaltsangabe der Texte bei der Gestaltung Ihres Mind Maps® als Grundlage nutzen und dann während des Lesens die zu den Themen gehörenden Schlüsselworte ergänzen. Wichtig ist, dass Sie die für Sie richtige Arbeitsweise finden, dazu lohnt es sich mit unterschiedlichen Herangehensweise zu experimentieren. Finden Sie Ihren eigenen Stil, dies betrifft sowohl die Erarbeitung als auch die optische Gestaltung Ihrer Mind Maps®. Mit einem von Ihnen selbst erarbeiteten Mind Map® werden Sie am besten lernen können.

Wir haben sehr gute Erfahrungen damit gemacht, mehrere Mind Maps®, die für eine Prüfung notwendig waren, zu einem großen Mind Map® Bild zu ordnen und auf dem Tisch oder Fußboden auszulegen. Belassen Sie das so entstandene große Mind Map® Bild bis zur Prüfung am einmal ausgesuchten Platz und gehen beim Lernen wenn notwendig zum Bild, um den Lehrstoff abzulesen. Das Lernen in Bewegung fördert die Gehirnleistung zusätzlich. Durch Bewegung wird mehr Sauerstoff in das Gehirn transportiert, besser als durch jedes angebliche

Gehirnleistungstonikum, da die in diesen Präparaten enthaltenen Stoffe die Bluthirnschranke meist nicht überwinden können. Das durch Bewegung mit Sauerstoff angereicherte Blut erreicht das Gehirn direkt.
Das aus mehreren Mind Maps® zusammengefügte Bild kann als Gesamtes im Gehirn gespeichert und in der Prüfungssituation gedanklich durchschritten werden.

Beim Nutzen dieser Technik ist es besonders sinnvoll ein größeres Blattformat zu wählen. Ab DIN A3-Format können Sie groß genug schreiben, um auch noch von oben den auf dem Boden liegenden Text lesen zu können.

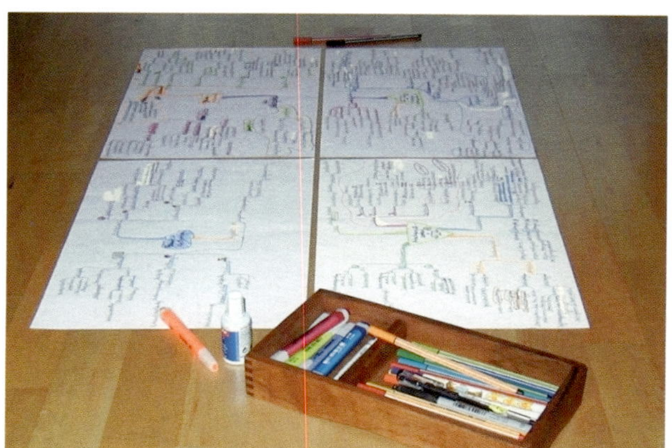

Gerade das Lernen für Prüfungssituationen hat uns den Sinn der Nutzung größerer Blattformate verdeutlicht. Aber Achtung, wenn Sie einmal das größere Blattformat genutzt haben, kommt Ihnen der Platz auf kleineren Blättern immer begrenzter vor, große Blätter machen Lust auf mehr Platz.

Allgemeine Lerntipps

- **Verschaffen Sie sich einen Überblick**

Versuchen Sie Lernstoff zu verstehen, bevor Sie ihn sich einprägen, indem Sie sich zuerst einen groben Überblick verschaffen. Auch wenn Sie nicht sofort alles verstehen, geben Sie Ihrem Gehirn die Chance, sich auf das Thema einzustellen.

- **Zeigen Sie Ihr Wissen**

Sprechen Sie mit jemanden über das Thema, welches Sie gerade bearbeiten und erklären Sie dem Zuhörer den Stoff, den Sie bereits begriffen haben. Zeigen und erläutern Sie Ihre Mind Maps®. Ist gerade niemand zur Verfügung, führen Sie Selbstgespräche. Ihr Gehirn akzeptiert Ihren imaginären Zuhörer ohne Einschränkungen.

- **Einsatz von Musik**

Wenn Sie besser mit Musik lernen können, legen Sie nicht die neusten Hits auf, sondern verwenden lieber Ihnen bereits vertraute Musik (Lieblings-CD) oder Entspannungsmusik, so wird Ihre Konzentration weniger beeinträchtigt.

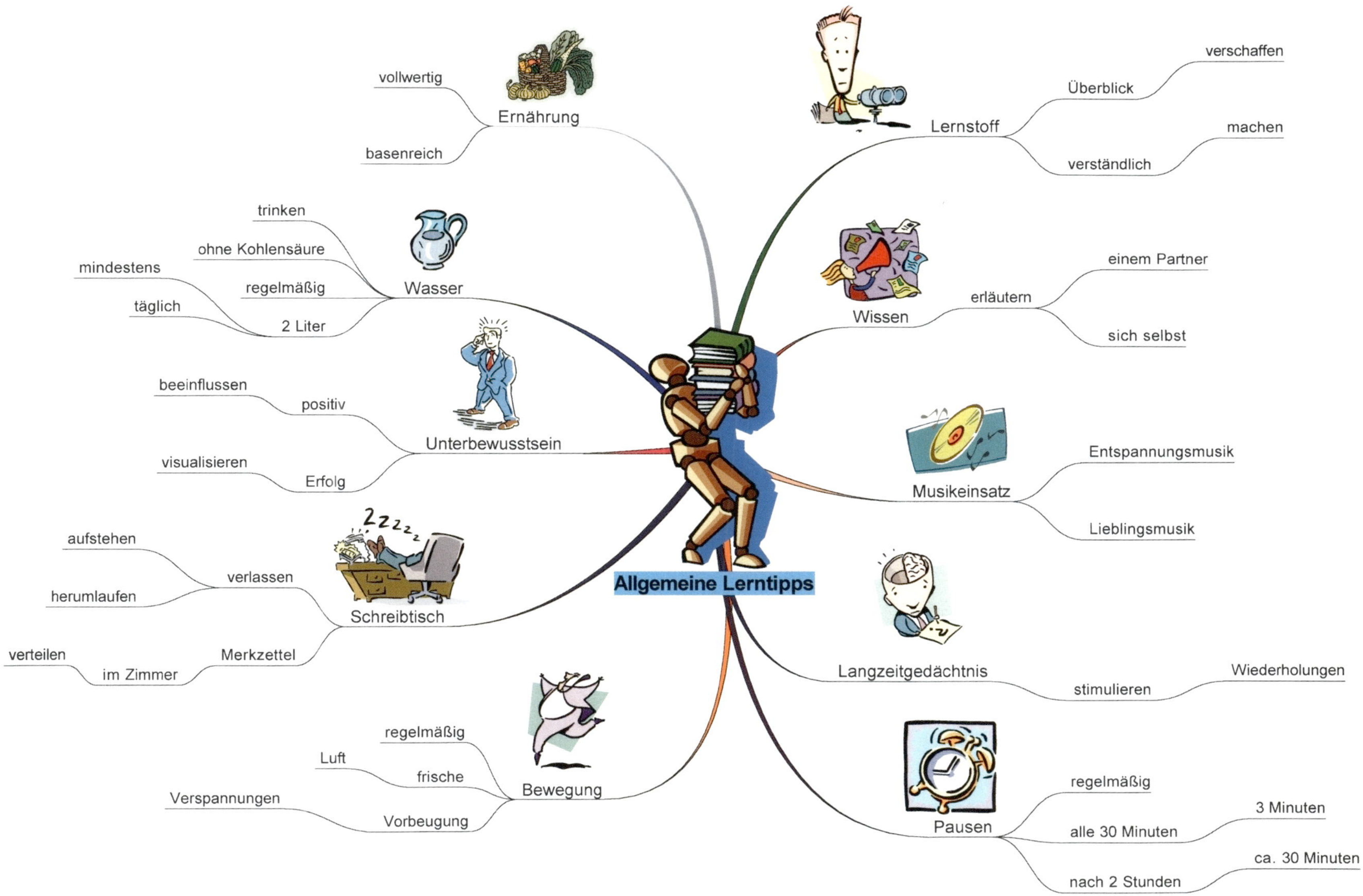
Allgemeine Lerntipps
Ernährung
vollwertig
basenreich
Lernstoff
Überblick
verschaffen
verständlich
machen
Wasser
trinken
ohne Kohlensäure
regelmäßig
mindestens
täglich
2 Liter
Wissen
erläutern
einem Partner
sich selbst
Unterbewusstsein
beeinflussen
positiv
visualisieren
Erfolg
Musikeinsatz
Entspannungsmusik
Lieblingsmusik
Schreibtisch
aufstehen
verlassen
herumlaufen
Merkzettel
verteilen
im Zimmer
Langzeitgedächtnis
stimulieren
Wiederholungen
Bewegung
regelmäßig
Luft
frische
Verspannungen
Vorbeugung
Pausen
regelmäßig
alle 30 Minuten
3 Minuten
nach 2 Stunden
ca. 30 Minuten

- **Stimulieren Sie Ihr Langzeitgedächtnis**

Wiederholen Sie das Gelernte. Schauen Sie sich Ihre Mind Maps® immer wieder an und gehen diese in Gedanken von Ast zu Ast durch. Erst durch ständige Wiederholungen gelangt das Gelernte in das Langzeitgedächtnis.

- **Machen Sie Pausen**

Planen Sie regelmäßige Pausen ein. Als Faustregel gilt: alle halbe Stunde drei Minuten Pause, nach zwei Stunden ca. eine halbe Stunde Pause. Während der Pause hat das Gehirn die Möglichkeit die Informationen zu verarbeiten.

- **Sorgen Sie für Bewegung und frische Luft**

Versorgen Sie Ihr Gehirn mit Sauerstoff und sorgen damit für eine gute Lernfähigkeit. Am günstigsten ist die Sauerstoffzufuhr, wenn Sie sich dabei bewegen. Dadurch beugen Sie gleichzeitig Verspannungen vor, die durch das viele Sitzen entstehen.

- **Befreien Sie sich vom Schreibtisch**

Beschränken Sie das Lernen nicht nur auf den Schreibtisch. Befestigen Sie Mind Maps® am Türrahmen oder verteilen Sie diese im ganzen Zimmer. Sie können so während des Lernens aufstehen, umherlaufen und aufgestaute Energie abbauen.

- **Beeinflussen Sie Ihr Unterbewusstsein**

Stellen Sie sich positiv ein. Sie können Ihre Prüfungsangst vergessen, da Sie nun mit den Mind Maps® ein Werkzeug zur Verfügung haben, an dem Sie sich festhalten können. Stellen Sie sich vor, wie Sie die Prüfung oder den Vortrag mit dem Einsatz Ihrer Mind Maps® souverän meistern.

- **Trinken Sie ausreichend Wasser**

Wasser macht Sie wach und aktiv, vitalisiert Ihre Zellen und fördert damit Ihre Leistungsfähigkeit und Konzentration. Stellen Sie sich am Besten eine große Flasche mit Quellwasser ohne Kohlensäure (Kohlensäure übersäuert den Körper, s. u.) oder Leitungswasser direkt neben ihren Arbeitsplatz, damit Sie das Trinken nicht im Lerneifer vergessen. Sie brauchen täglich ca. zwei Liter reines Wasser, um nicht auszutrocknen.

- **Achten Sie auf Ihre Ernährung**

Vermeiden Sie eine Übersäuerung Ihres Körpers, indem Sie sich basenreich ernähren. Essen Sie frisches, naturbelassenes Obst und Gemüse und vermeiden Sie Auszugsmehl, weißen Zucker und künstliche Zusatzstoffe. Folgen einer Übersäuerung sind Konzentrationsschwäche, Müdigkeit, Kopfschmerzen, bis hin zu depressiven Verstimmungen. Langfristige Fehlernährung führt zu schwerwiegenden Erkrankungen. Hier nur ein kleiner Auszug: Erkrankungen des Bewegungsapparates (z. B. Arthrose, Bandscheibenschäden), Stoffwechselkrankheiten (z. B. Zuckerkrankheit, Nierensteine), Gefäßerkrankungen (z. B. Schlaganfall, Herzinfarkt). Die im folgenden Mind Map® aufgeführten Ernährungstipps zeigen Ihnen die Elemente der basenreichen, gesunden und konzentrationsfördernden Ernährung.

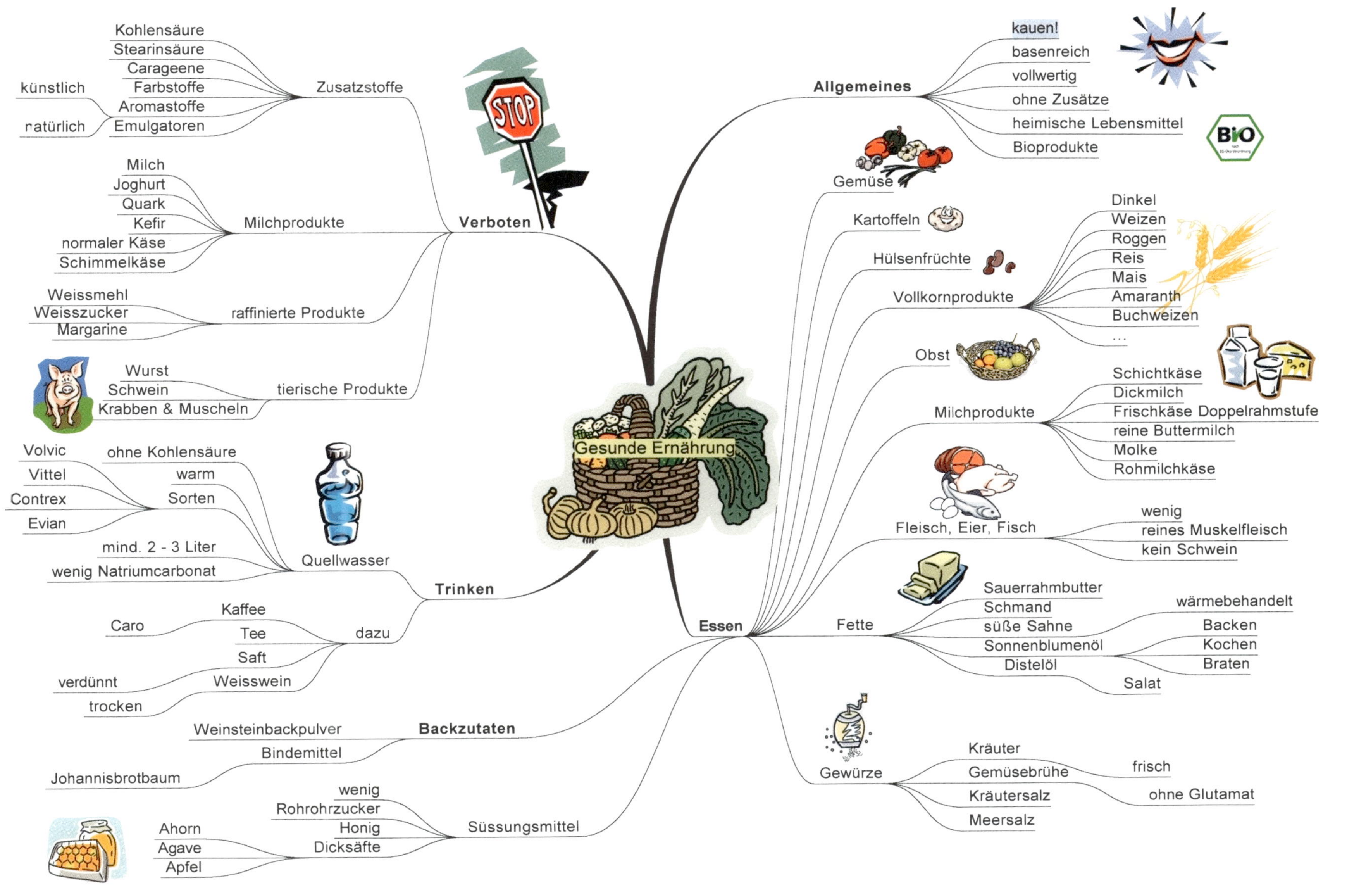

Gesunde Ernährung
Verboten
Zusatzstoffe
Kohlensäure
Stearinsäure
Carageene
Farbstoffe
Aromastoffe
künstlich
natürlich
Emulgatoren
STOP
Milchprodukte
Milch
Joghurt
Quark
Kefir
normaler Käse
Schimmelkäse
raffinierte Produkte
Weissmehl
Weisszucker
Margarine
tierische Produkte
Wurst
Schwein
Krabben & Muscheln
Trinken
Quellwasser
ohne Kohlensäure
warm
Sorten
Volvic
Vittel
Contrex
Evian
mind. 2 - 3 Liter
wenig Natriumcarbonat
dazu
Kaffee
Caro
Tee
Saft
Weisswein
verdünnt
trocken
Backzutaten
Weinsteinbackpulver
Bindemittel
Johannisbrotbaum
Süssungsmittel
wenig
Rohrohrzucker
Honig
Dicksäfte
Ahorn
Agave
Apfel
Allgemeines
kauen!
basenreich
vollwertig
ohne Zusätze
heimische Lebensmittel
Bioprodukte
BiO
Essen
Gemüse
Kartoffeln
Hülsenfrüchte
Vollkornprodukte
Dinkel
Weizen
Roggen
Reis
Mais
Amaranth
Buchweizen
...
Obst
Milchprodukte
Schichtkäse
Dickmilch
Frischkäse Doppelrahmstufe
reine Buttermilch
Molke
Rohmilchkäse
Fleisch, Eier, Fisch
wenig
reines Muskelfleisch
kein Schwein
Fette
Sauerrahmbutter
Schmand
süße Sahne
Sonnenblumenöl
Distelöl
wärmebehandelt
Backen
Kochen
Braten
Salat
Gewürze
Kräuter
Gemüsebrühe
Kräutersalz
Meersalz
frisch
ohne Glutamat

Präsentieren und moderieren

Für die Durchführung von Lehrangeboten, Kurzvorträgen im Kollegenkreis oder Referaten im Rahmen der beruflichen Fortbildung ist die Nutzung von Mind Maps® ideal. Fassen Sie den Stoff für Ihre Vortragstätigkeit in Mind Maps® zusammen und nutzen diese zur Vorbereitung der Präsentation. Mind Maps® unterstützen die strukturierte Darstellung des Themas und helfen Ihnen dabei, während der Präsentation nicht den „roten Faden" zu verlieren.

Vortragsskripte und „Hand-Out's"

Wenn Sie Mind Maps® als Vortragsskript nutzen, wird es Ihnen leichter fallen die Themen lebendig an die Zuhörer zu vermitteln. Da nur Schlüsselworte in den Mind Maps® zu finden sind, aber keine ganzen Sätze, kommen Sie nicht in Versuchung den vorformulierten Text einfach vorzulesen und die Zuhörer so zu langweilen. Die Vortragsweise wird automatisch freier und spannender. Es fällt leichter Blickkontakt zu den Zuhörern zu halten, denn in den bunt gestalteten Mind Maps® finden Sie den Punkt, an dem Sie abgesetzt haben, leicht wieder. Anders als normal gestalteter Text bieten die Mind Maps® den Augen Haltepunkte und Orientierungshilfen. Zudem benötigen Sie nur ein Blatt für Inhalte, die sonst mehrere Seiten füllen würden. So können Sie, je nach Verlauf des Vortrags, Äste überspringen und an einer anderen Stelle wieder in das Thema einsteigen, ohne viele Blätter durchwühlen zu müssen.
Wenn Sie zusätzlich zu Ihren Mind Maps® ergänzende Dokumente benutzen, z. B. Zeitungsartikel, Fotos oder Zitate, machen Sie sich innerhalb Ihres Mind Maps® einen Vermerk oder verwenden ein entsprechendes Symbol (nummeriert). So können Sie die Dokumente im passenden Moment hinzuziehen.
Sie können Ihre vorgefertigten Mind Maps® auch als „Hand-Out" nutzen und an die Teilnehmer ausgeben. Die fertigen Mind Maps® stellen die Themen in komprimierter Form dar. Die Zuhörer können das Mind Map® bei Bedarf noch mit eigenen Zweigen und Bildern ergänzen.

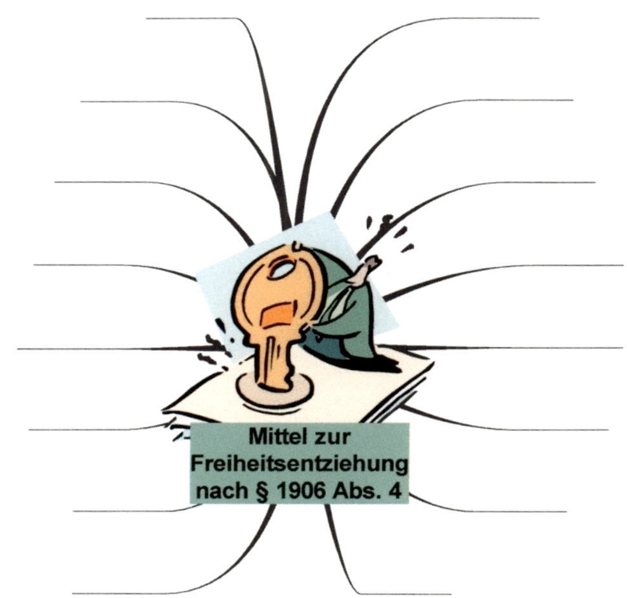

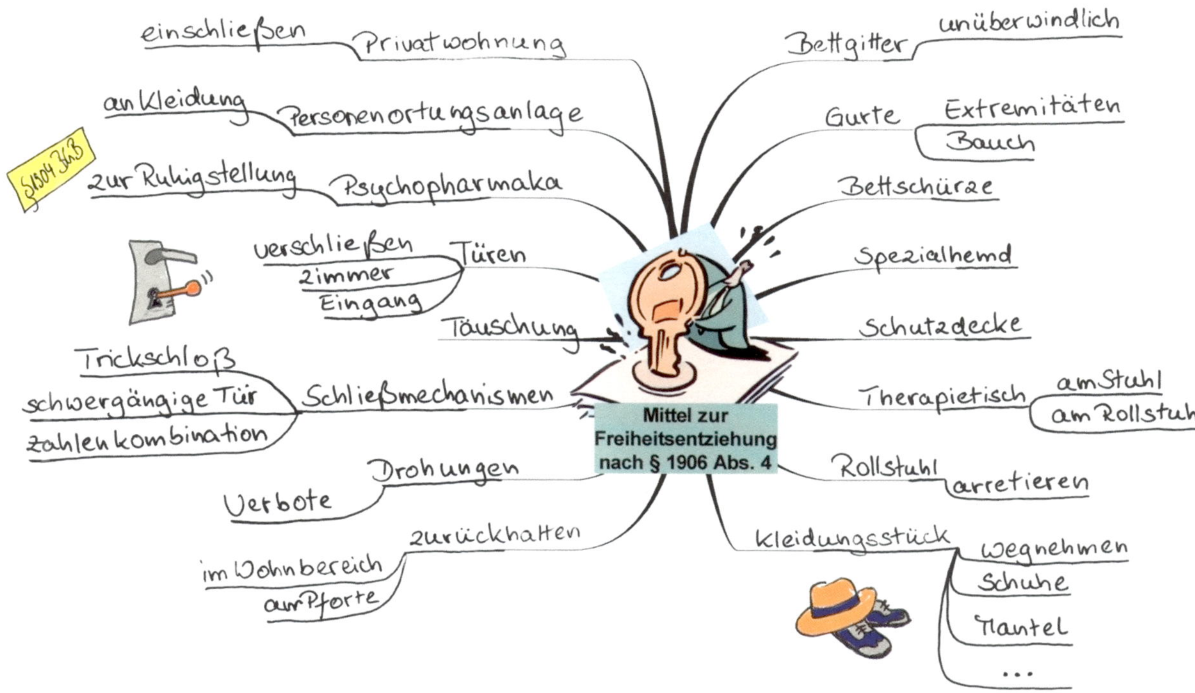

Gemeinsames Erarbeiten von Themen

Mind Maps® eignen sich auch gut, um Themen gemeinsam mit den Teilnehmern zu erarbeiten. Dazu fertigen Sie eine Vorlage mit dem zentralen Thema sowie einer passenden Grafik im Mittelpunkt und evtl. Vorgaben für die Menge der benötigten Zweige an. Hier ein Beispiel aus einer Fortbildung zum Thema Fixierung, zur Erarbeitung der Maßnahmen zur Freiheitsentziehung.

Das Thema steht im Mittelpunkt des querliegenden DIN-A4 Blattes, die einzelnen Punkte zu den Zweigen werden mit den Teilnehmern gemeinsam erarbeitet. Die obenstehende Abbildung zeigt das ausgefüllte Mind Map® nach der Bearbeitung. Die Ausführungen bleiben bei dieser Art des Lernens besser im Gedächtnis, das Anfertigen selbst macht Spaß und die Zuhörer können sich besser konzentrieren.

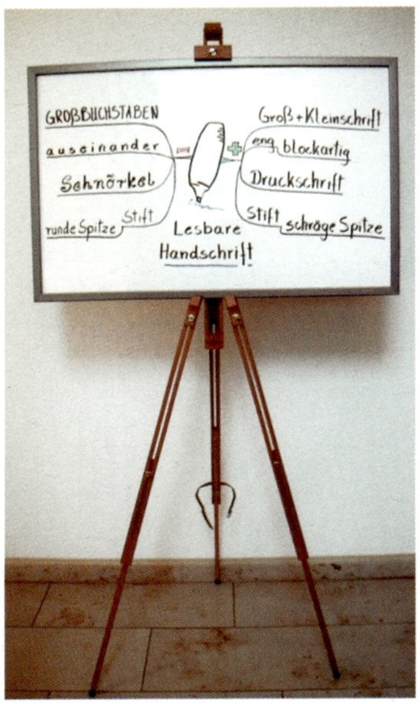

Tipp: Wenn Sie zur Präsentation einen Overheadprojektor nutzen, prüfen Sie vorher die Breite der Projektionsfläche und passen die Mind Maps® entsprechend an.

Gestaltung großformatiger Mind Maps
Natürlich ist es auch möglich das Mind Map® direkt an einer Tafel oder auf einem „Whiteboard" zu gestalten. Es empfiehlt sich dafür einen Moderatorenkoffer mit mehrfarbiger Tafelkreide und „Whiteboard"-Stiften zu bestücken. Für die Teilnehmer kann es motivierend sein, wenn Sie farbige Stifte zur Gestaltung der Mind Maps® ausgeben.

Flip Charts haben leider ein ungünstiges Format für die Erstellung von Mind Maps®, besser geeignet sind transportable Moderatorenwände. Aber auch einfaches Packpapier als Wandzeitung kann einen ausreichenden kreativen Untergrund für ein Mind Map® liefern. Eine preisgünstige Lösung stellt die Nutzung einer zusammenklappbaren Feldstaffelei in Kombination mit einem „Whiteboard" in der Größe von 60 mal 90 cm dar. Die Einzelteile sind gut zu transportieren, der Aufbau ist einfach und schnell zu bewerkstelligen.
Wenn Sie großformatige Mind Maps® erstellen, ist es besonders wichtig deutlich und in Druckschrift zu schreiben. Dies benötigt ein wenig Übung. Gute Moderatorenstifte haben eine abgeschrägte Spitze, mit dieser können Sie eine abwechslungsreiche und besser lesbare Plakatschrift zeichnen. Die Schriftbögen sind dabei unterschiedlich dick und dadurch für den Betrachter besser erkennbar. Um den gewünschten Effekt zu erzielen, muss die Schräge nach rechts zeigen und so vollflächig das Papier berühren können. Sie setzen die breite Filzkante auf und schreiben ohne den Stift zu drehen. Grundsätzlich gilt:

- Groß- und Kleinbuchstaben sind besser lesbar als GROSSBUCHSTABEN.
- Ein enges und blockartiges Schriftbild grenzt die Worte besser von einander ab als a u s e i n a n d e r gezogene Buchstaben.
- Druckschrift ist besser lesbar als *verschnörkelte Buchstaben.*
- Dicke Stifte mit abgeschrägter Spitze erzeugen ein lebhafteres Schriftbild als dünne Stifte mit runder Spitze.

Fotoprotokolle, d. h. direkt von der Tafel abfotografierte Aufzeichnungen von großformatigen Mind Maps®, die unter Beachtung dieser Regeln erstellt werden, sind sehr gut lesbar, dies erspart Ihnen aufwändiges Abschreiben.

Zur Vorbereitung der Gestaltung eines großformatigen Mind Maps® auf Papier ist es hilfreich mit Bleistift „unsichtbare" Linien zu ziehen und diese während der Präsentation mit dickem Filzstift nachzumalen. Es gibt auch leicht kariertes Papier oder Moderatorentafeln mit einem Punktegitter, all dies erleichtert die Orientierung während der Erstellung eines großformatigen Mind Maps®.

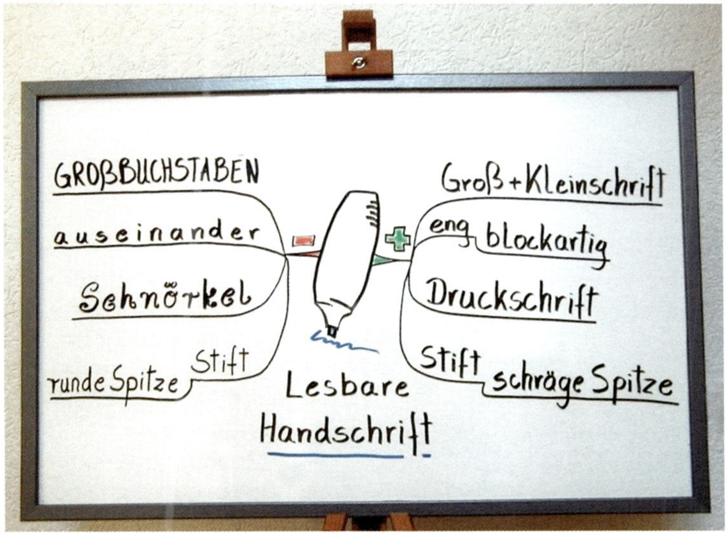

Brainstorming mit Mind Maps®
Eine häufig in Arbeitssitzungen eingesetzte Moderationstechnik ist das Brainstorming. Die Durchführung ist sicherlich jedem bekannt. Der Moderator steht vor der Gruppe und schreibt die ihm zugerufenen Schlüsselwörter auf eine Tafel oder ein Flipchart. Brainstorming wird genutzt, um im Team möglichst schnell möglichst viele Ideen zu finden.
Die Grundregeln lauten:

- Keine Idee wird bewertet oder kritisiert. Weder durch verbale noch durch nonverbale Bemerkungen.
- Alle Wortbeiträge, auch wenn sie im ersten Moment seltsam erscheinen, sind erwünscht.
- Bereits notierte Ideen dürfen von allen Teilnehmern aufgegriffen und weiterentwickelt werden.
- Nicht die Qualität einer Idee ist ausschlaggebend, sondern die Quantität aller Ideen.

Diese herkömmliche Form des Brainstorming hat aber einige Nachteile. Es fällt den Teilnehmern oftmals schwer, sich an die vorgegebenen Regeln zu halten. Die Augen werden verdreht und es fallen Bemerkungen wie „So ein Quatsch!“, „Das lässt sich nicht umsetzen!“ Selbst wenn die Grundregeln eingehalten werden, bleiben viele Ideen im Verborgenen. Der Grund dafür ist, dass durch das Aussprechen und Aufschreiben der Schlüsselwörter vor der Gruppe die Gedanken der Teilnehmer bereits in eine bestimmte Richtung gelenkt werden.

Um dies zu verhindern, setzen Sie Mind Maps® ein. Fordern Sie die Teilnehmer auf, ein einfaches Mind Map® zum Thema anzufertigen. Anschließend fügen Sie die einzelnen Mind Maps® zu einer Master Mind Map® zusammen. So profitieren alle von der Vielfalt der Ideen, die zusammengetragen werden.

Durchführung:

- Geben Sie bei Bedarf eine kurze Einführung in die Grundregeln des Mind Mapping®.
- Innerhalb von 10 bis 15 Minuten zeichnet jeder Teilnehmer zum vorgegebenen Thema ein Mind Map®. Die Festlegung eines Zeitrahmens regt unbewusst dazu an diese Zeit optimal nutzen.
- Sammeln Sie die Mind Maps® ein und fertigen Sie ein großes Master Mind Map® an, in dem sich die Schlüsselbegriffe aller Teilnehmer wiederfinden.
- Entwickeln Sie dann gemeinsam mit den Teilnehmern die bereits notierten Ideen weiter.

- Erst nach Abschluss dieser Ideensammlung und einer kurzen Pause überprüfen Sie gemeinsam mit den Teilnehmern die Ideen auf Nützlichkeit und Verwertbarkeit.

Sie erreichen beim Brainstorming mit Mind Maps® ein Höchstmaß an kreativem Output und regen eine förderliche Gruppenkommunikation an.

Freie Rede
Bei der freien Rede ist zumeist nicht das eigene Wissen das Problem, sondern die Furcht vor dem Erinnern unter Stress, die Angst den Faden zu verlieren oder womöglich einen Blackout zu bekommen. Auch uns ging es nicht anders, als wir vor vielen Jahren unseren ersten Vortrag vor einem großen Fachpublikum bestehend aus Ärzten, Professoren und Hunderten von Teilnehmern hielten. Unser Vortrag kam unmittelbar nach einer Rede der Gerontologin und früheren Bundesministerin Prof. Dr. Ursula Lehr, die sich als hervorragende Rhetorikerin präsentierte.
Je näher unser eigener Vortrag kam, um so stärker wurden unsere Befürchtungen zu versagen. Es stellten sich sogar kleine psychosomatische Beschwerden ein, die mit einem Taubheitsgefühl in den Gliedmaßen verbunden waren, zudem arbeiteten wir zu diesem Zeitpunkt noch nicht mit Mind Maps® und waren so genötigt einiges wortwörtlich vom Blatt abzulesen. In diesem Zustand betraten wir das Rednerpult.
Glücklicherweise hatten wir aber unseren Vortrag mit einigen außergewöhnlichen Thesen und witzigen Bemerkungen versehen und damit rasch das Eis zum hochkarätigen Publikum gebrochen. Als wir dann noch einen riesigen Kürbis durch die Reihen gaben, der von Teilnehmer zu Teilnehmer weitergereicht wurde – es ging in unserem Vortrag um multiple Stimulation – wurden alle, trotz der anstrengenden Tagung, wieder munter. Da wir den Vortrag zu Hause mehrfach geübt hatten, war es uns zudem möglich die vorgegebene Redezeit exakt einzuhalten. So gab es nach unserem Schlusswort einen tosenden Applaus, der uns wie eine große Welle erfasste.

Nutzen Sie die in diesem Beispiel geschilderten Erfahrungen für Ihre eigenen Vorträge und Präsentationen. Versuchen Sie die Zuhörer für sich zu gewinnen, indem Sie ihnen Abwechslung und gut aufbereitete Informationen bieten. Mind Maps® helfen Ihnen dabei den roten Faden während der Vorbereitung und der eigentlichen Präsentation nicht aus den Augen zu verlieren und ermöglichen Ihnen einen freieren Redestil. Je freier Sie sprechen, um so authentischer wirken Sie.

Allgemeine Moderationstipps
Die folgenden Tipps geben Ihnen bei einem Vortrag oder einer Präsentation eine zusätzliche Hilfestellung.

- **Motivieren Sie sich selbst**
Sehen Sie die Aufgabe einen Vortrag zu halten oder eine Gruppe zu moderieren nicht als Bedrohung an, sondern stimmen Sie sich selbst positiv auf die Aufgabe ein. Ihre eigene Grundstimmung wird sich auf das Publikum übertragen. Sie können sich mit Hilfe der Mind Maps® in kurzer Zeit optimal vorbereiten und haben auch während der Präsentation ein ausgezeichnetes Werkzeug dabei.

- **Raum und Materialien vorbereiten**
Planen Sie genügend Vorbereitungszeit ein, um die räumlichen Gegebenheiten zu erkunden. Machen Sie sich vorab Gedanken zur Sitzordnung und gestalten Sie den Raum nach Ihren Bedürfnissen. Testen Sie unbedingt vor Beginn Ihrer Moderation die technischen Geräte (Mikrofon, Overheadprojektor, Laptop und Beamer). Kaum etwas bringt einen Moderator leichter aus dem Konzept und sorgt beim Publikum für mehr Unruhe, als eine defekte Glühbirne im Projektor, oder ein Funkmikrofon, dass nicht sendet, da vergessen wurde, die Akkus zu laden. Je vertrauter Sie mit der Technik sind, um so unbelasteter können Sie moderieren. Eine gute Vorbereitung verringert Ihr Lampenfieber auf ein Minimum.

- **Schaffen Sie sich Raum**
Bleiben Sie während des Vortrags nicht sitzen und verstecken sich die ganze Zeit hinter Ihrem Pult, sondern stehen Sie auf und nutzen den Raum, der Ihnen zur Verfügung steht. Eine aufrechte Haltung mit lokkerer Armhaltung wirkt souverän, dabei sollten Sie – insbesondere beim Redebeginn – nicht frontal zum Publikum stehen, sondern leicht seitlich. So wirken Sie weniger provokant und die Teilnehmer können sich entspannter auf Sie einstimmen. Für die Armhaltung gilt folgende Grundregel: der eine Arm ist dem Publikum abgewandt und kann locker am Körper herunter hängen, der andere dem Publikum zugewandte Arm unterstützt mit Gesten Ihre Rede. Mit einer lebendigen Gestik beleben Sie Ihre Präsentation.
Immer wenn Sie spüren, dass die Konzentration der Teilnehmer nachlässt, gehen Sie einfach ein paar Schritte auf diese zu. Planen Sie zudem kleine Wege ein, z. B. beim Medienwechsel zwischen Overheadprojektor und Flipchart, so sind Sie unweigerlich gezwungen, ein paar Schritte zu gehen und sich aus einer statischen Haltung, die für die Zuhörer eher langweilig wirkt, zu lösen. Die Bewegung kann auch dazu beitragen, Ihren eigenen Stress etwas abzubauen und zu mildern.

- **Machen Sie sich nicht kleiner**
„Ich bin leider nicht gut vorbereitet, ich bin kein Fachmann und mache das hier zum ersten Mal." „Ich bin schrecklich aufgeregt, ich springe nur für einen anderen Kollegen ein". Solche selbstabwertenden Aussagen schmälern Ihre Kompetenz. Sie ernten dadurch keine Sympathie, sondern Mitleid. Die Teilnehmer fühlen sich durch solche Aussagen berufen, Sie zu bevormunden und zu verbessern.

Setzen Sie sich nicht durch zu großen Perfektio-nismus unter Druck und akzeptieren kleinere Fehler bei sich selbst. Falls Sie sich einmal versprechen, gehen Sie ohne große Entschuldigung darüber hinweg. Denken Sie einmal daran, wie oft Politiker sich verhaspeln und dass selbst die versiertesten Nachrichtensprecher sich gelegentlich versprechen oder den Faden verlieren.

- **Beziehen Sie die Teilnehmer ein**

Suchen Sie Blickkontakt zum Publikum, sprechen Sie die Teilnehmer direkt an und gehen auch räumlich auf diese zu. Dadurch wirken Sie sicherer und kompetenter. Gehen Sie mit dem Publikum in einen Dialog und bringen Sie die Teilnehmer auch untereinander ins Gespräch. Dabei ist es wichtig, dass Sie nicht zu sehr abschweifen, sondern unterstützt durch Ihre Mind Maps®, den Vortragsverlauf im Auge behalten.
Verbünden Sie sich mit dem Publikum. Eine Provokation der Zuhörer, ob ohne Absicht oder in der Hoffnung dadurch souveräner zu wirken, verärgert das Publikum und erzeugt eine abwehrende Haltung Ihnen gegenüber. Solange Sie sich also in der Rolle des Redners noch nicht absolut sicher fühlen, vermeiden Sie lieber eigene Spitzfindigkeiten und gehen über unqualifizierte Bemerkungen und Einwürfe von Teilnehmern elegant hinweg.

- **Visualisieren Sie**

Machen Sie die Zuhörer zu Zuschauern. Nutzen Sie verschiedene Medien: Folien, Powerpointpräsentationen, Flipcharts. Ihr Vortrag wird so abwechslungsreicher und die Teilnehmer können sich die Inhalte besser merken. Ihr Vortrag wirkt gut vorbereitet und strukturiert. Aber bombardieren Sie nicht das Publikum mit einer Vielzahl von Folien, Sie erreichen sonst eher das Gegenteil. Arbeiten Sie lieber mit einer überschaubaren Anzahl übersichtlicher und gut lesbarer Folien. Damit Ihre Folien auch aus einiger Entfernung und bei ungünstigen Lichtverhältnissen noch lesbar sind, vermeiden Sie kleine Schriftgrößen. Schrifttypen unter 12 Punkten sind zur Projektion absolut ungeeignet.

- **Proben Sie Ihren Vortrag**

Stellen Sie sich vor, wie Sie Ihren Vortrag oder Ihre Rede mit flammenden Worten dem Publikum darbieten. Diese Gedankenbilder dienen Ihnen dazu, sich mental entspannt auf die vor Ihnen liegende Aufgabe vorzubereiten, und so die Aufregung vor dem Ernstfall zu nehmen. Da Sie die Situation in Gedanken bereits mehrfach durchgespielt haben, fühlen Sie sich sicherer. Denken Sie daran, wie hart selbst Profis sich vorbereiten. Ein Theaterstück ohne Generalprobe ist kaum denkbar. Sportler üben einzelne Spielzüge oder Bewegungsabläufe und gehen diese in Gedanken immer wieder durch. Visualisieren Sie Ihren eigenen Erfolg.

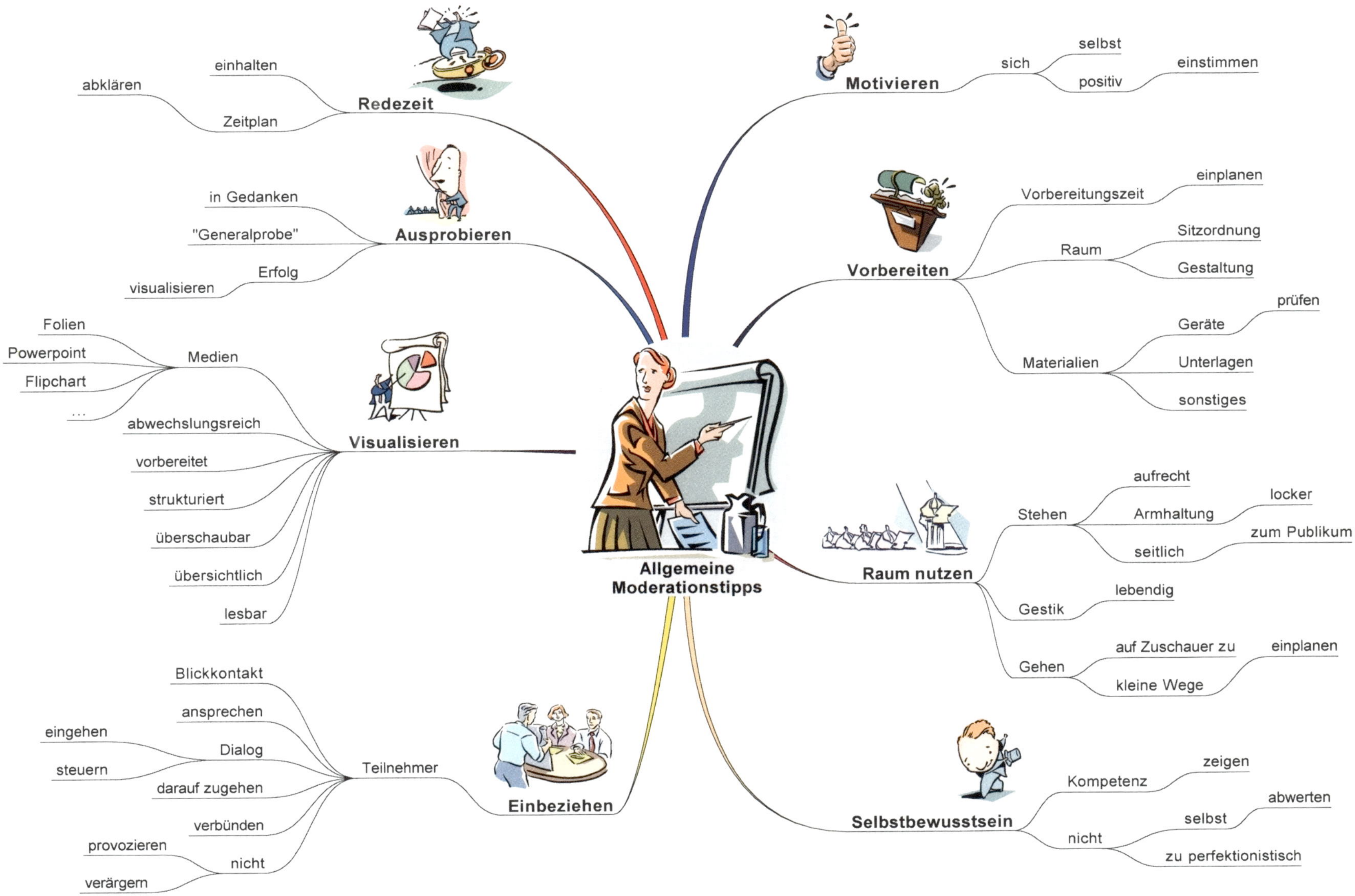

- **Halten Sie Redezeiten ein**
Gerade bei großen Kongressen mit vielen Rednern führen Zeitüberschreitungen der Redner schnell zum Unmut der Teilnehmer. Jeder Teilnehmer und auch Veranstalter wird Ihnen dankbar sein, wenn Sie vorab den Zeitplan abklären und sich an Ihre vorgegebenen Redezeiten halten.

Einsatz 3

Notizen, Informationssammlung und Gesprächsvorbereitung

Notizen

Notizen dienen dazu, die eigenen Gedanken zu ordnen und Mitteilungen schnell zu fixieren. Sie können das Mind Mapping® hervorragend einsetzen, um jegliche Art von Notizen festzuhalten. Anstatt auf einem Zettel einzelne Wortgebilde und Kritzeleien zu hinterlassen, bei denen Sie schon nach ein paar Stunden den Zusammenhang vergessen haben, fertigen Sie lieber gleich ein kleines Mind Map® an.

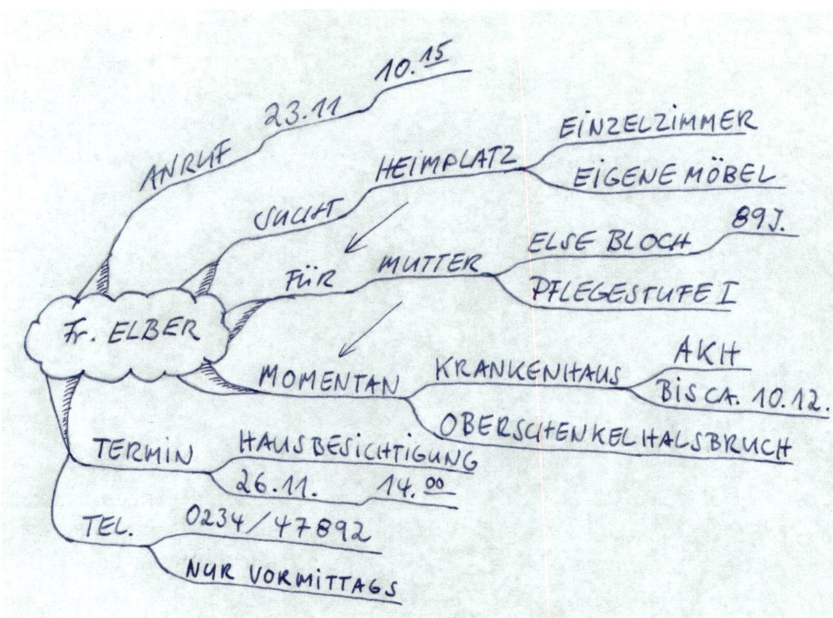

Als Beispiel dient uns die Erstellung einer Telefonnotiz. Die für Sie wichtigste Information beim ersten Kontakt ist der Name des Anrufers. Diesen Namen setzen Sie umrandet in das Zentrum Ihres Blattes. Haben Sie, wie in unserem Beispiel, nur einen kleinen Notizzettel zur Hand, können Sie am linken Rand beginnen, so haben Sie etwas mehr Platz für die Verzweigungen. Während des Gespräches ergänzen Sie nun Ihr Mind Map® mit den für Sie wichtigen Informationen. Sie legen für die Schlüsselwörter dicke Zweige an und ergänzen diese nach Bedarf. Sehr schnell wird Ihnen die Überlegenheit dieser Methode bewusst werden, denn unabhängig davon, in welcher Reihenfolge Ihr Gesprächspartner Ihnen die Daten liefert, am Ende des Gespräches haben Sie alles übersichtlich und nachvollziehbar festgehalten.

Informationssammlung

Im Arbeitsalltag ist es häufig notwendig Informationen zu sammeln, zu bündeln und niederzuschreiben. Erstbesuche, Heimaufnahmen, Pflegeanamnesen und Pflegeplanungen sind nur ein kleiner Ausschnitt aus der Flut der zu dokumentierenden Daten.
Eine in unserem Arbeitsbereich häufig vorkommende Form der Informationssammlung ist die Biografiearbeit. Es gestaltet sich teilweise schwierig, die lebendigen und umfangreichen Biografien der Heimbewohner direkt in vorgefertigte Formulare einzufügen. Die Spalten sind oftmals zu klein, manche

Notizen, Informationssammlung und Gesprächsvorbereitung

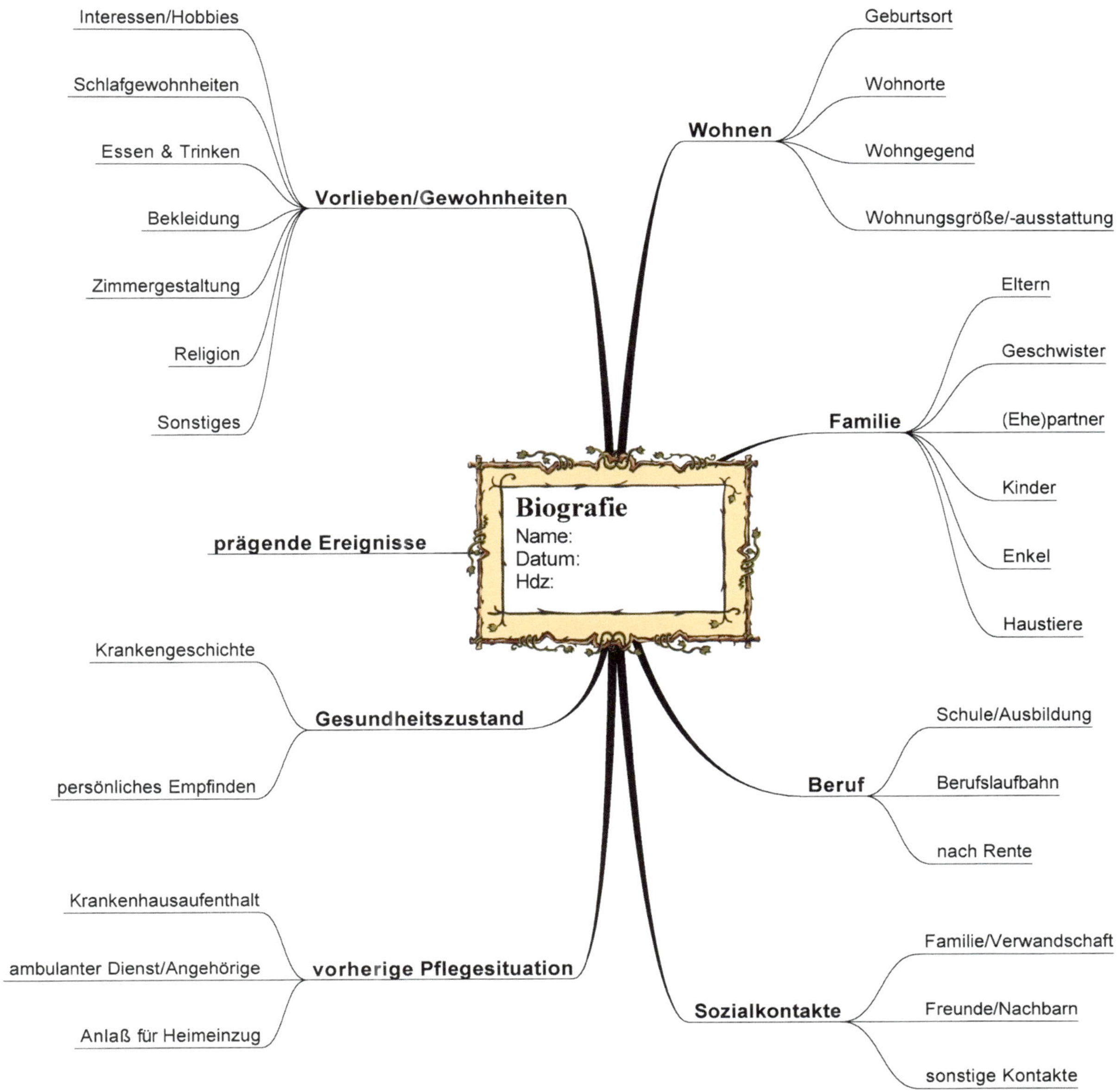

Angaben passen unter keinen bestehenden Oberbegriff. Viele Geschichten werden nicht chronologisch erzählt, manches erfahren wir erst nach und nach, Informationen müssen ergänzt und sortiert werden. Dadurch werden Aufzeichnungen unübersichtlich und müssen oftmals neu geschrieben werden. Mind Maps® schaffen hier Abhilfe. Diese Vorlage können Sie als eigenständiges Biografieblatt oder als Informationssammlung für Ihre Biografiearbeit mit den Ihnen zur Verfügung stehenden Formularen nutzen.

Wenn Sie das vorgefertigte Mind Map® in die Mitte eines DIN-A3 Blattes kopieren, haben Sie genügend Platz für Ihre Notizen. Das Mind Map® ist bewusst schlicht gehalten und kann mit Bildern und Grafiken ergänzt werden. Sie können das Mind Map® immer wieder mit neuen Ästen ergänzen, wenn Sie neue Informationen über den Bewohner erhalten.

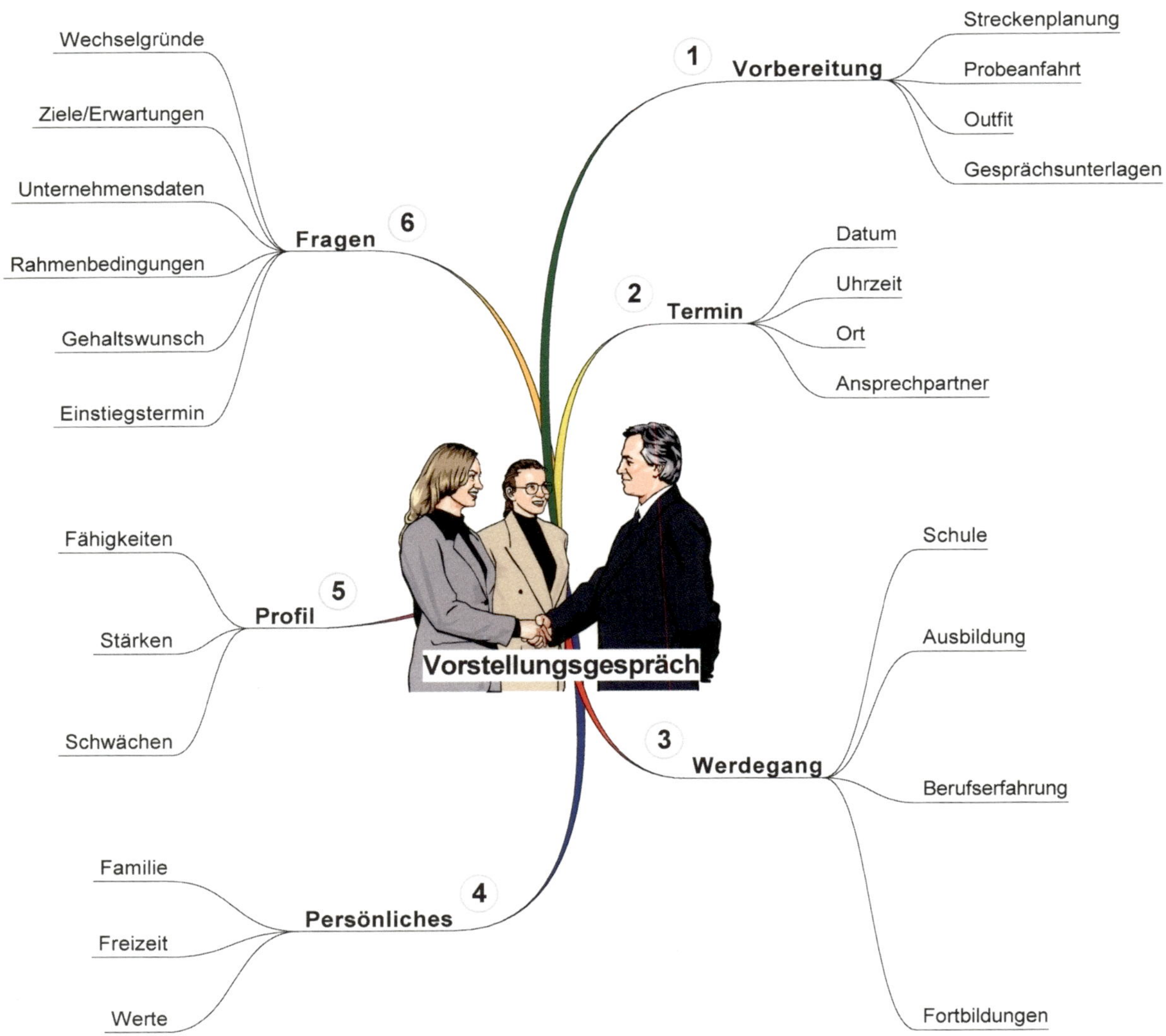

Gesprächsvorbereitung

Um bei einer Gesprächsrunde die eigenen Standpunkte transparent darzulegen, alle wichtigen Punkte parat zu haben und überzeugend zu argumentieren, sollte man gut vorbereitet sein. Diese Vorbereitung kann mit Hilfe eines Mind Maps® erfolgen. Das Beispiel zeigt Ihnen, wie Sie ein Vorstellungsgespräch vorbereiten können.

Mit dem ersten Ast beschreiben Sie die notwendigen Vorbereitungen, wie die Anreise und Kleidungsauswahl. Der zweite Ast bietet eine Gedankenstütze zu den terminlichen Vereinbarungen und Ansprechpartnern.

Die Äste drei bis sechs dienen zur Darstellung Ihres beruflichen und persönlichen Profils und bereiten Sie auf die Beantwortung häufig gestellter Fragen vor.

Sie können das erstellte Mind Map® nicht nur zur Vorbereitung nutzen, auch während des Gesprächs kann Ihnen das Mind Map® als Gedankenstütze hilfreich sein.

Natürlich können Sie die Mind Maps® auch für jegliche andere Arten der Gesprächsvorbereitung nutzen. Konfliktgespräche, Sitzungen, Übergaben, Beurteilungsgespräche etc. lassen sich so optimal vorbereiten und strukturieren.

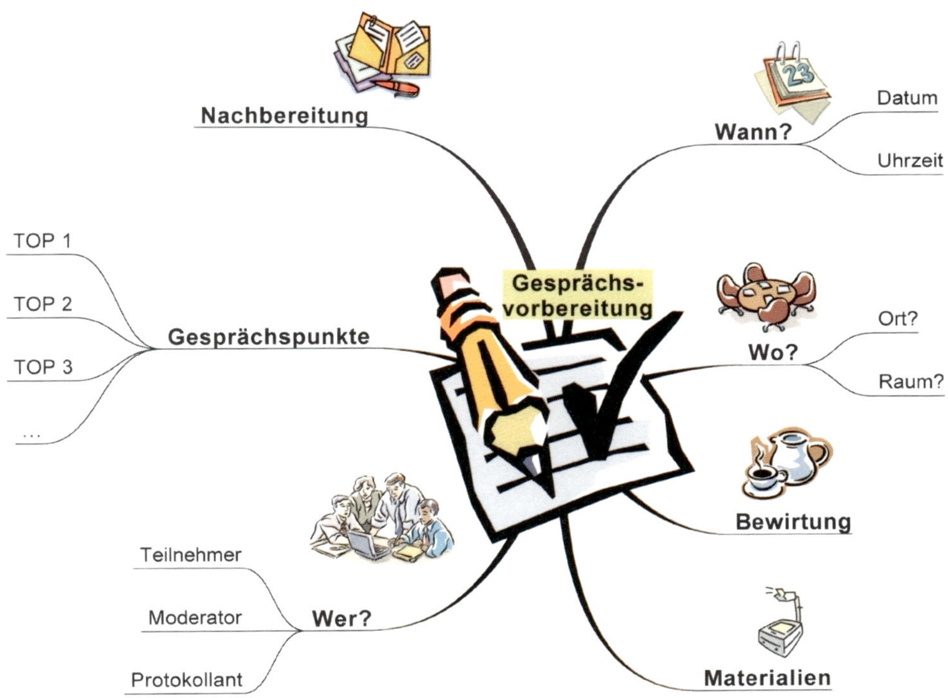

Auch wenn Sie im Vorfeld nur wenig Zeit zur Verfügung haben, lohnt es sich, kurz Schlüsseldaten und wichtige Themenpunkte in ein Mind Map® zu verpacken. So sind Sie nicht völlig unvorbereitet, verlieren nicht den Blick für das Wesentliche und sind in Streitgesprächen nicht so leicht aus dem Konzept zu bringen.
Während des Gesprächs können Sie das Mind Map® beliebig erweitern, Redebeiträge der Teilnehmer als Verzweigungen hinzufügen und bearbeitete Punkte abhaken. Ein während des Gesprächs ergänztes Mind Map® bietet Ihnen auch eine gute Grundlage für ein nachfolgendes Protokoll oder kann als Deckblatt für ein herkömmlich gefertigtes Protokoll dienen und so die Inhalte des Gesprächs übersichtlich auf einer Seite zusammenfassen.
Bei Sitzungen kann ein Mind Map® mit den relevanten Punkten als Vorinformation den Teilnehmern zur Verfügung gestellt und als Tagesordnung genutzt werden. Alternativ kann die Tagesordnung direkt in der Besprechung mit den Teilnehmern gemeinsam auf einer Tafel oder Folie erarbeitet werden.

Planen und organisieren

Mind Maps® eignen sich hervorragend, um die ständig gefragten kleinen und großen Aufgaben, Projekte und Angebote kreativ zu planen und strukturiert durchzuführen.

Planung im Team

Das folgende Beispiel beschreibt die Planung einer außergewöhnlichen Leitbildpräsentation mit Hilfe eines Mind Maps®:

Zwei Mitarbeiterinnen hatten beim Besuch eines Altenheimes in der Eingangshalle ein Leitbild entdeckt, welches die Leitsätze der Einrichtung umrahmt von Laubblättern und Postkartenmotiven zeigte. Noch begeistert von diesem Eindruck, traten sie in mein Büro und schlugen vor unser erst kürzlich gemeinsam entwickeltes Einrichtungsleitbild, welches auf allen Etagen aushängt, auch auf diese Art zu präsentieren. Die Idee gefiel mir an sich gut, trotzdem machte ich den Vorschlag, ob wir nicht eine für uns noch individuellere Möglichkeit entwickeln könnten. Noch an Ort und Stelle setzten wir uns zusammen. Schnell wurden wir uns einig das Leitbild als Collage, auf einer Staffelei, direkt in den Eingangsbereich zu stellen. Die Collage sollte im Zentrum das Leitbild tragen. Unseren Kreativitätsschub nutzend fertigten wir noch rasch das hier abgebildete Mind Map® an.

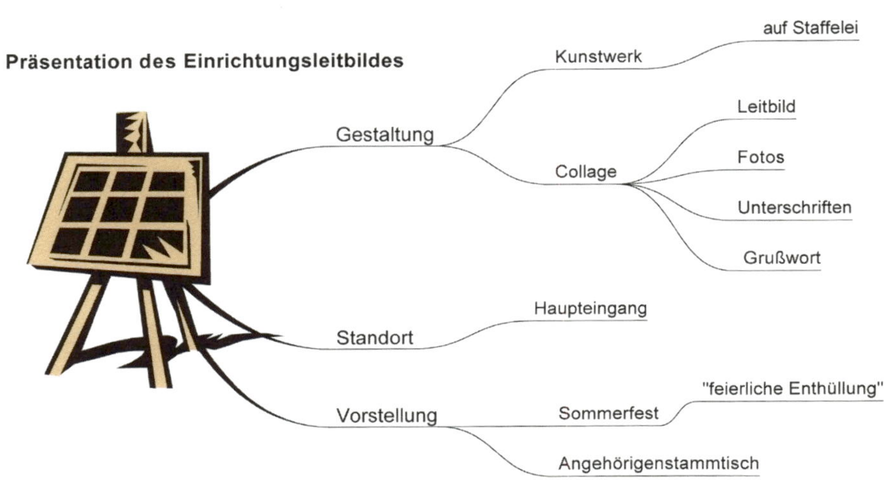

Bei der Überlegung, welche Art von Postkarten man rundherum aufkleben könnte, kam mir die Idee (da in unserer Einrichtung viel fotografiert wird), dass, wenn unsere Leitsätze und unser Motto zutreffen und gelebt werden, es auch dazu entsprechende Fotos geben müsste, die man zu den einzelnen Leitsätzen zuordnen kann. Nun waren alle Beteiligten Feuer und Flamme und das Mind Map® wuchs immer weiter.

Eine Mitarbeiterin regte an, dass man allen, die im Haus tätig sind, die Möglichkeit geben könnte, die Collage zu unterschreiben, ein weiterer Vorschlag war, das Ganze noch mit einem Grußwort der Belegschaft zu versehen. Die kreative Stimmung erreichte allerdings den Höhepunkt, als bei der Überlegung, wie man das auf die beschriebene Weise gestaltete Leitbild am besten vorstellen

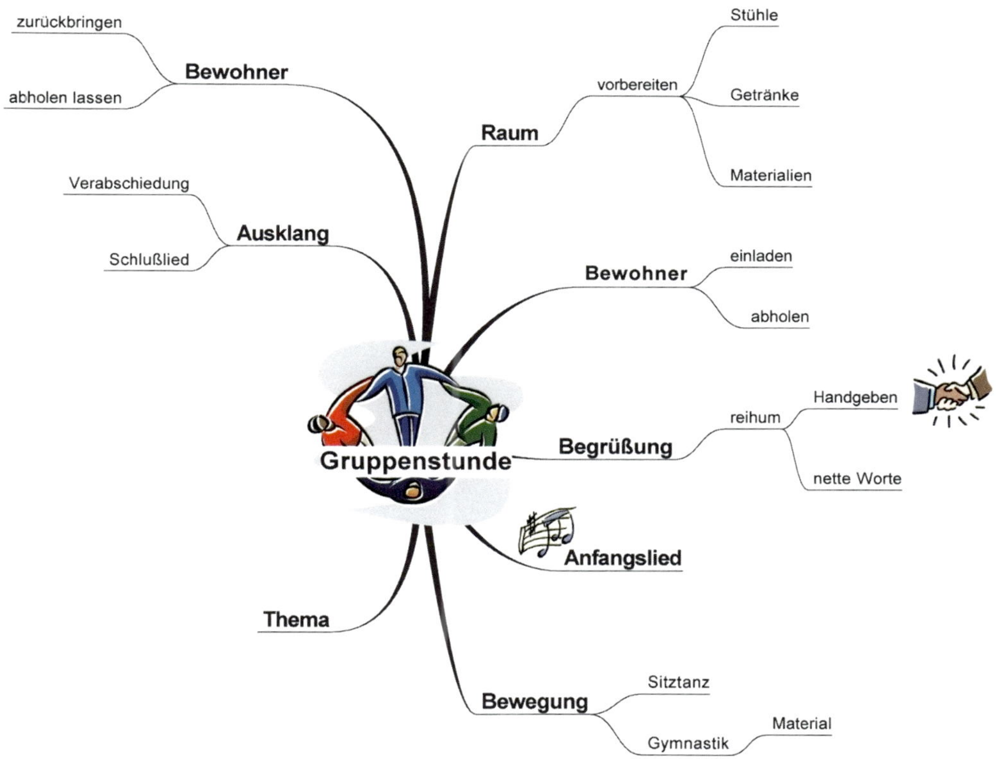

könne, die Idee aufkam, es im Rahmen eines kleinen Festes, wie ein Kunstwerk bei der Vernissage, feierlich zu enthüllen.
Gerade ein solch kreativer Umgang mit dem Einrichtungs- bzw. Pflegeleitbild verhindert, dass es in einer Schreibtischschublade verschwindet oder in einer Ecke verstaubt und sich der Wahrnehmung der Mitarbeiter und Kunden entzieht.

Planung von Angeboten
Gruppenangebote lassen sich mit Hilfe eines Mind Maps® vorbereiten. Sie sparen Zeit und bekommen einen Überblick darüber, welche Vorbereitungen und Materialien für die Durchführung notwendig sind. Während der Gruppenstunde haben Sie den Ablauf übersichtlich im Blick, ein DIN-A4 Blatt genügt zur Planung, Durchführung und Nachbereitung.

Das dargestellte Beispiel bezieht sich auf die Gestaltung eines integrativen Gruppenangebotes für Bewohner einer stationären Alteneinrichtung. Die Stundenstruktur ist jedes Mal einheitlich und so auch für demenzkranke Teilnehmer leicht wieder erkennbar. Der erste Ast hilft Ihnen, bei der Raumvorbereitung nichts zu vergessen. Im zweiten Ast legen Sie fest, welche Teilnehmer Sie ansprechen möchten. Das Begrüßungsritual wird im dritten und vierten Ast geplant, der fünfte Ast beschreibt die darauf folgende Bewegungseinheit. Um nach der Beweglichkeit auch das Gedächtnis anzuregen, wird im nächsten Ast ein inhaltlicher Themenblock beschrieben. Dieser kann beispielsweise biografisch ausgerichtet sein oder einen jahreszeitlichen Bezug haben. Die letzten beiden Ästen beschreiben das Schlussritual.

Dieses Mind Map® kann Ihnen in dieser oder abgewandelter Form als Mustervorlage dienen.

Das Mind Map® auf der nächsten Seite zeigt den handschriftlich ergänzten und fertig geplanten Ablauf einer Gruppenstunde.

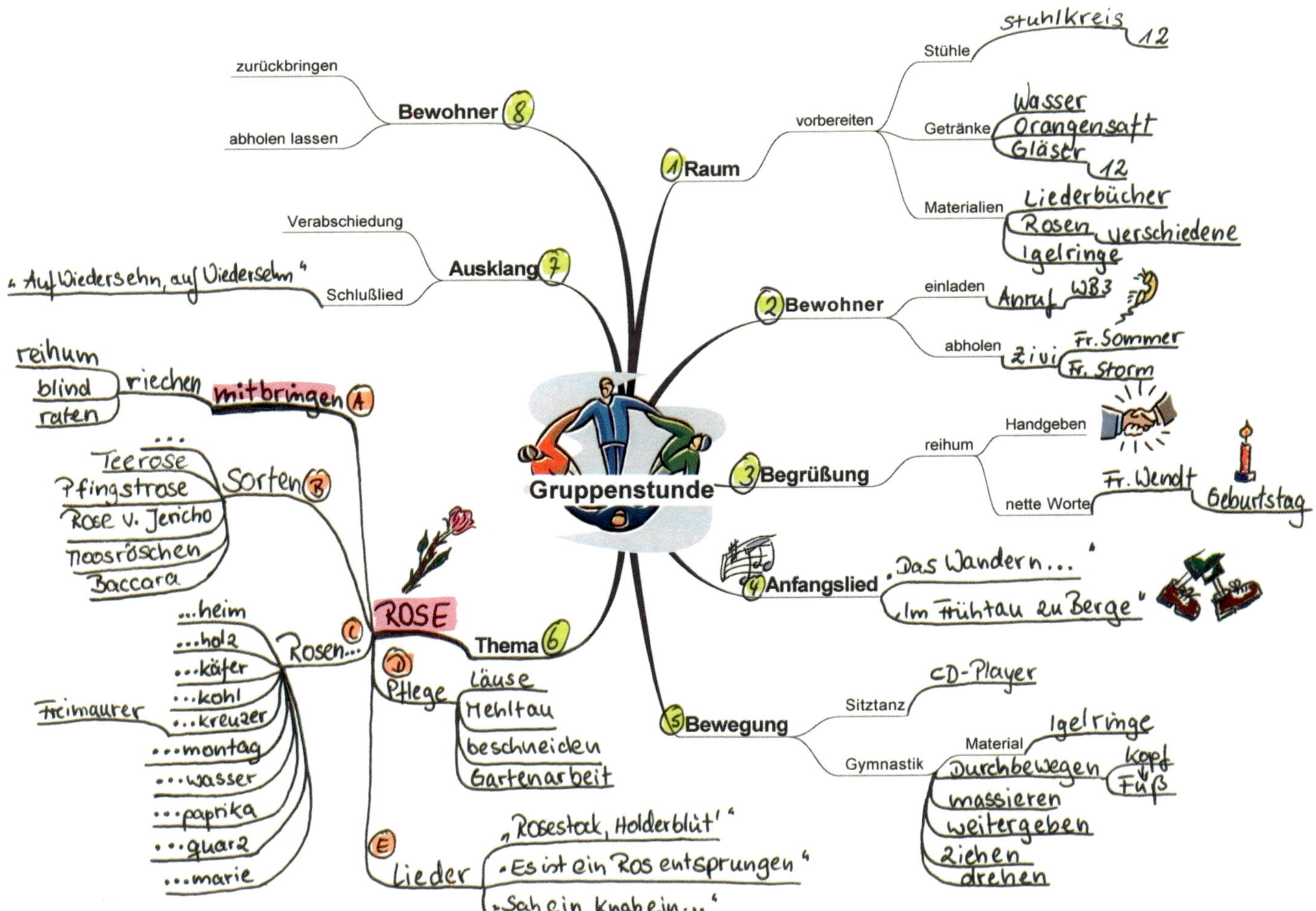
Gruppenstunde
1 Raum
vorbereiten
Stühle
Stuhlkreis
12
Getränke
Wasser
Orangensaft
Gläser
12
Materialien
Liederbücher
Rosen
verschiedene
Igelringe
2 Bewohner
einladen
Anruf
WB3
abholen
Zivi
Fr. Sommer
Fr. Storm
3 Begrüßung
reihum
Handgeben
nette Worte
Fr. Wendt
Geburtstag
4 Anfangslied
„Das Wandern …"
„Im Frühtau zu Berge"
5 Bewegung
Sitztanz
CD-Player
Gymnastik
Material
Igelringe
Durchbewegen
Kopf
Fuß
massieren
weitergeben
ziehen
drehen
Thema 6
ROSE
A mitbringen
riechen
reihum
blind
raten
B Sorten
…
Teerose
Pfingstrose
Rose v. Jericho
Moosröschen
Baccara
C Rosen…
…heim
…holz
…käfer
…kohl
…kreuzer
Freimaurer
…montag
…wasser
…paprika
…quarz
…marie
D Pflege
Läuse
Mehltau
beschneiden
Gartenarbeit
E Lieder
„Rosestock, Holderblüt'"
„Es ist ein Ros entsprungen"
„Sah ein Knab ein …"
Ausklang 7
Verabschiedung
Schlußlied
„Auf Wiedersehn, auf Wiedersehn"
Bewohner 8
zurückbringen
abholen lassen

Projektplanung
Mit Hilfe von Mind Maps® können Sie auch komplexere Projekte übersichtlich planen und überwachen. Bevor Sie ein Projekt durchführen, müssen Sie einige grundlegende Festlegungen treffen. Anfang- und Endtermin müssen fixiert, der Ablauf sowie der sachliche und personelle Aufwand geplant und die Zusammensetzung des Projektteams bestimmt werden.
Das folgende Mind Map® gibt Ihnen eine Übersicht über die bei der Projektplanung notwendigen Arbeitsschritte. Mit Hilfe dieses Beispiels können Sie Ihre eigenen Projekte strukturieren und durchführen. In Ihrem eigenen Mind Map® ergänzen Sie die Details und Angaben des speziellen Projekts und fügen eine Projektgliederung sowie den individuellen Zeitplan hinzu.

Terminplanung
Ohne eine wohlüberlegte Terminplanung ist die Abstimmung des Arbeitsalltags und der Freizeit kaum noch vorstellbar. Viele unterschiedliche Anforderungen warten darauf, miteinander verknüpft zu werden. Mind Maps® bieten Ihnen umfassende Möglichkeiten Ihre Aktivitäten übersichtlich zu planen. Der größte Vorteil liegt darin, dass Sie Ihre Termine jederzeit ergänzen können. Gleichzeitig ist es möglich auf einem einzigen Blatt Termine mit „To-do“-Listen zu verbinden und Prioritäten festzulegen. Wenn es Ihnen ansonsten schwer fällt, Termine im Kopf zu behalten, können Sie in die Mind Maps® Bilder und Symbole als Gedächtnisstützen einbauen.

Ein Beispiel für eine Tagesplanung finden Sie auf der nächsten Seite.

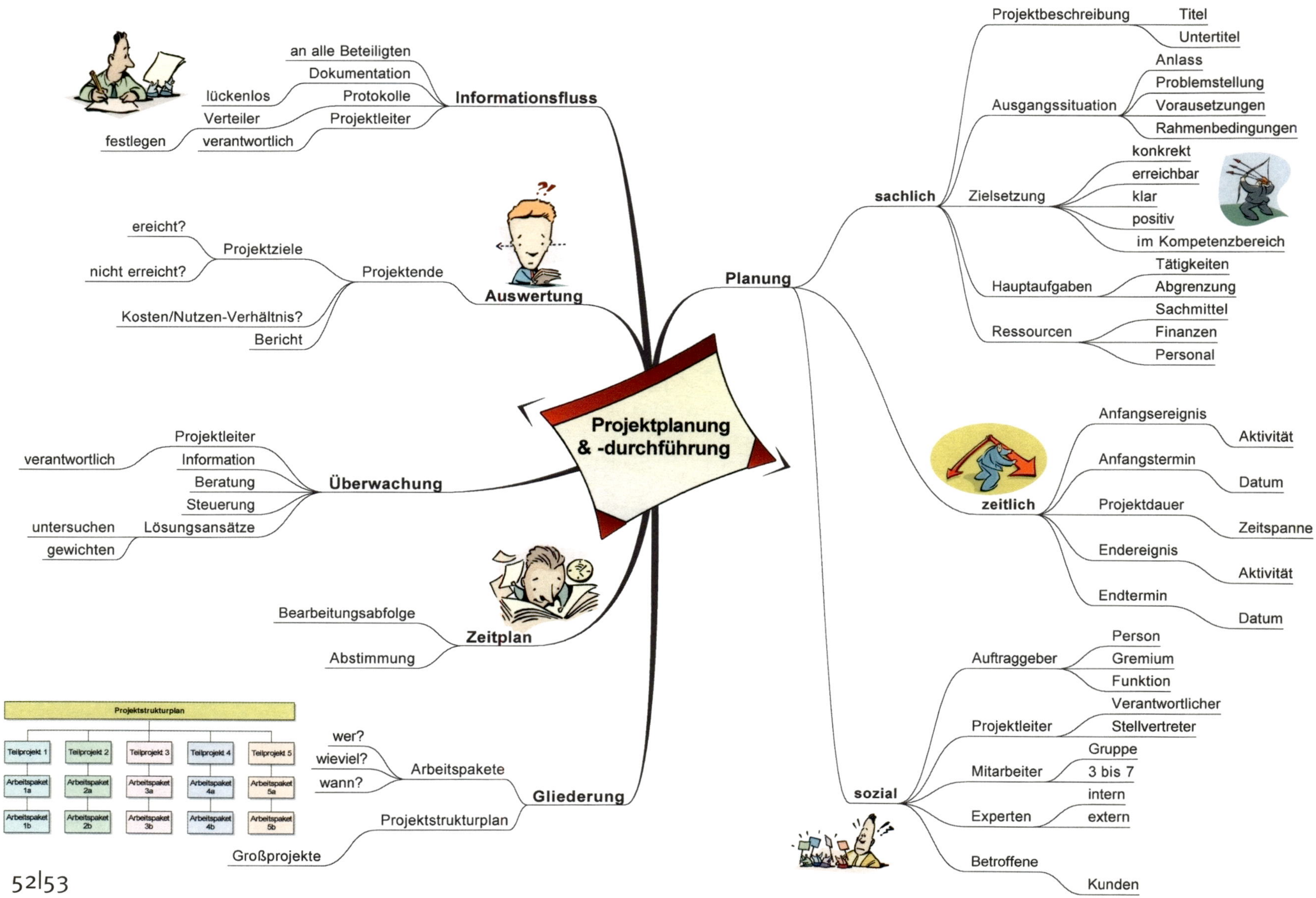
Projektplanung & -durchführung
Planung
sachlich
Projektbeschreibung
Titel
Untertitel
Ausgangssituation
Anlass
Problemstellung
Vorausetzungen
Rahmenbedingungen
Zielsetzung
konkrekt
erreichbar
klar
positiv
im Kompetenzbereich
Hauptaufgaben
Tätigkeiten
Abgrenzung
Ressourcen
Sachmittel
Finanzen
Personal
zeitlich
Anfangsereignis
Aktivität
Anfangstermin
Datum
Projektdauer
Zeitspanne
Endereignis
Aktivität
Endtermin
Datum
sozial
Auftraggeber
Person
Gremium
Funktion
Projektleiter
Verantwortlicher
Stellvertreter
Mitarbeiter
Gruppe
3 bis 7
Experten
intern
extern
Betroffene
Kunden
Informationsfluss
an alle Beteiligten
Dokumentation
Protokolle
lückenlos
Projektleiter
Verteiler
festlegen
verantwortlich
Auswertung
Projektende
Projektziele
ereicht?
nicht erreicht?
Kosten/Nutzen-Verhältnis?
Bericht
Überwachung
Projektleiter
verantwortlich
Information
Beratung
Steuerung
Lösungsansätze
untersuchen
gewichten
Zeitplan
Bearbeitungsabfolge
Abstimmung
Gliederung
Arbeitspakete
wer?
wieviel?
wann?
Projektstrukturplan
Großprojekte
Projektstrukturplan
Teilprojekt 1
Teilprojekt 2
Teilprojekt 3
Teilprojekt 4
Teilprojekt 5
Arbeitspaket 1a
Arbeitspaket 2a
Arbeitspaket 3a
Arbeitspaket 4a
Arbeitspaket 5a
Arbeitspaket 1b
Arbeitspaket 2b
Arbeitspaket 3b
Arbeitspaket 4b
Arbeitspaket 5b

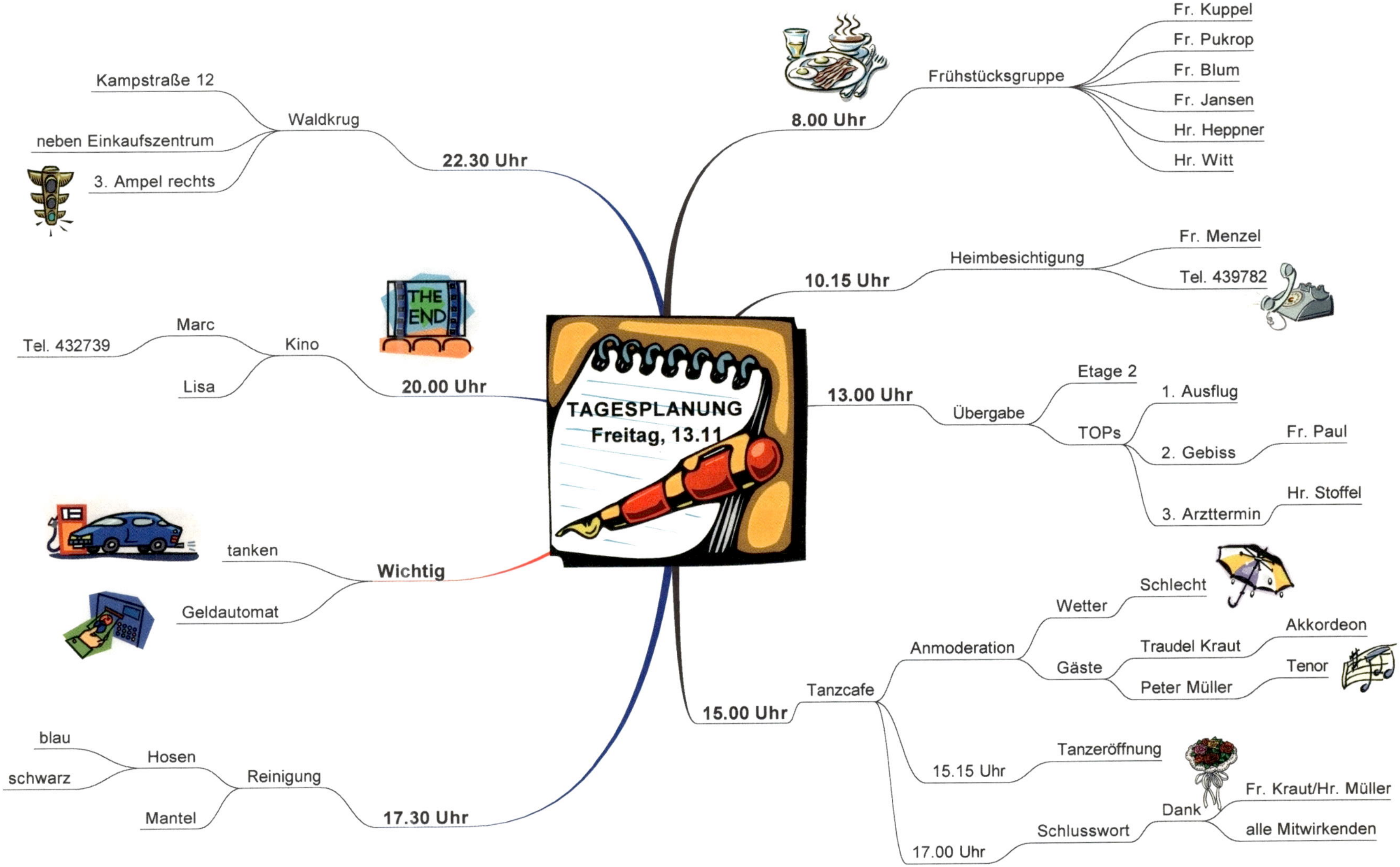
TAGESPLANUNG
Freitag, 13.11
8.00 Uhr
Frühstücksgruppe
Fr. Kuppel
Fr. Pukrop
Fr. Blum
Fr. Jansen
Hr. Heppner
Hr. Witt
10.15 Uhr
Heimbesichtigung
Fr. Menzel
Tel. 439782
13.00 Uhr
Übergabe
Etage 2
TOPs
1. Ausflug
2. Gebiss
Fr. Paul
3. Arzttermin
Hr. Stoffel
15.00 Uhr
Tanzcafe
Anmoderation
Wetter
Schlecht
Gäste
Traudel Kraut
Akkordeon
Peter Müller
Tenor
15.15 Uhr
Tanzeröffnung
17.00 Uhr
Schlusswort
Dank
Fr. Kraut/Hr. Müller
alle Mitwirkenden
17.30 Uhr
Reinigung
Hosen
blau
schwarz
Mantel
Wichtig
tanken
Geldautomat
20.00 Uhr
Kino
Marc
Tel. 432739
Lisa
THE END
22.30 Uhr
Waldkrug
Kampstraße 12
neben Einkaufszentrum
3. Ampel rechts

Gesamtleitbildern gehören Begriffe wie Unternehmensleitbild, Trägerleitbild, Verbandsleitbild und Einrichtungsleitbild. Zu den Teilleitbildern zählen z. B. Pflegeleitbild, Therapieleitbild, Küchenleitbild und Hygieneleitbild.

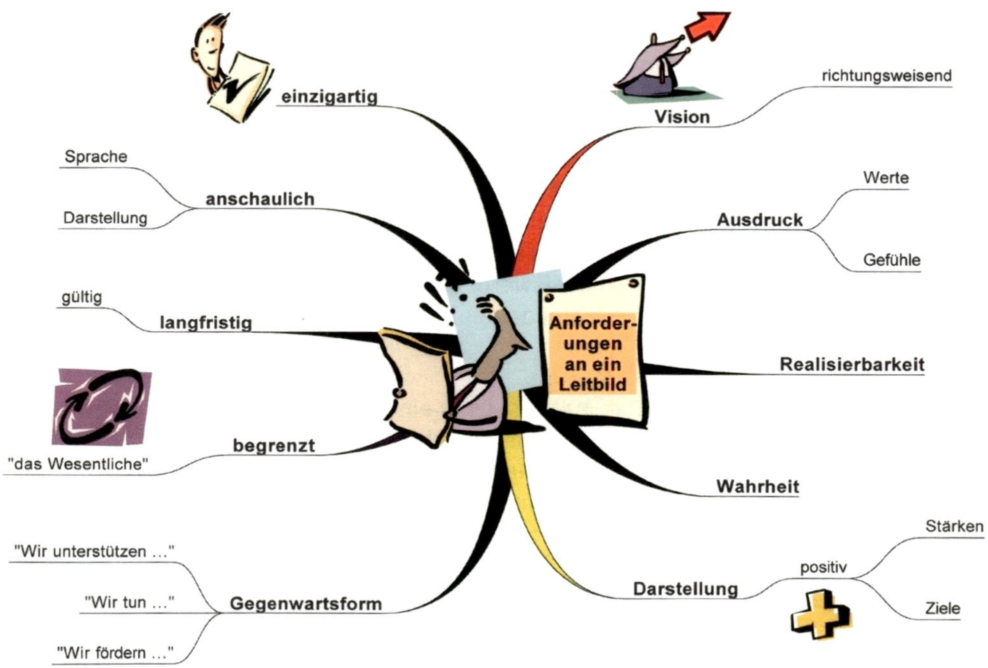

Anforderungen an ein Leitbild

Damit ein Leitbild seiner Funktion gerecht wird, muss es bestimmte Anforderungen erfüllen.
Ein Leitbild sollte:

- Eine Vision der angestrebten Richtung aufzeigen
- Werte und Gefühle ausdrücken
- Realisierbar sein
- Wahr sein
- Ziele und Stärken positiv ausdrücken
- Aussagen in Gegenwartsform machen
- Sich auf wesentliche Aussagen beschränken
- Langfristig gültig sein
- In einer anschaulichen Sprache verfasst sein
- Die Einzigartigkeit der Einrichtung ausdrücken.

Es empfiehlt sich, ein Leitbild in kurzen und eingängigen Formulierungen (Thesenform) zu verfassen, die die vorrangigen Ziele und Grundsätze der Einrichtung erfassen. Begründungen sollten innerhalb eines Leitbildes nicht auftauchen.

Die Leitbildentwicklung

Damit ein Leitbild seine Funktion erfüllen und tragen kann, ist der Einbezug der Mitarbeiter eine unumgängliche Voraussetzung. Dies geschieht durch eine prozesshafte Leitbildentwicklung. Mitarbeiter in der Pflege sind oftmals mit Moderationstechniken wie sie im Qualitätsmanagement angewandt werden nur wenig vertraut, deshalb eignet sich der Einstieg in die Leitbildentwicklung über gemeinsam entwickelte Mind Maps®, da diese insbesondere kreatives Potenzial abfragen und einen spielerischen, gehirngerechten Ansatz haben.

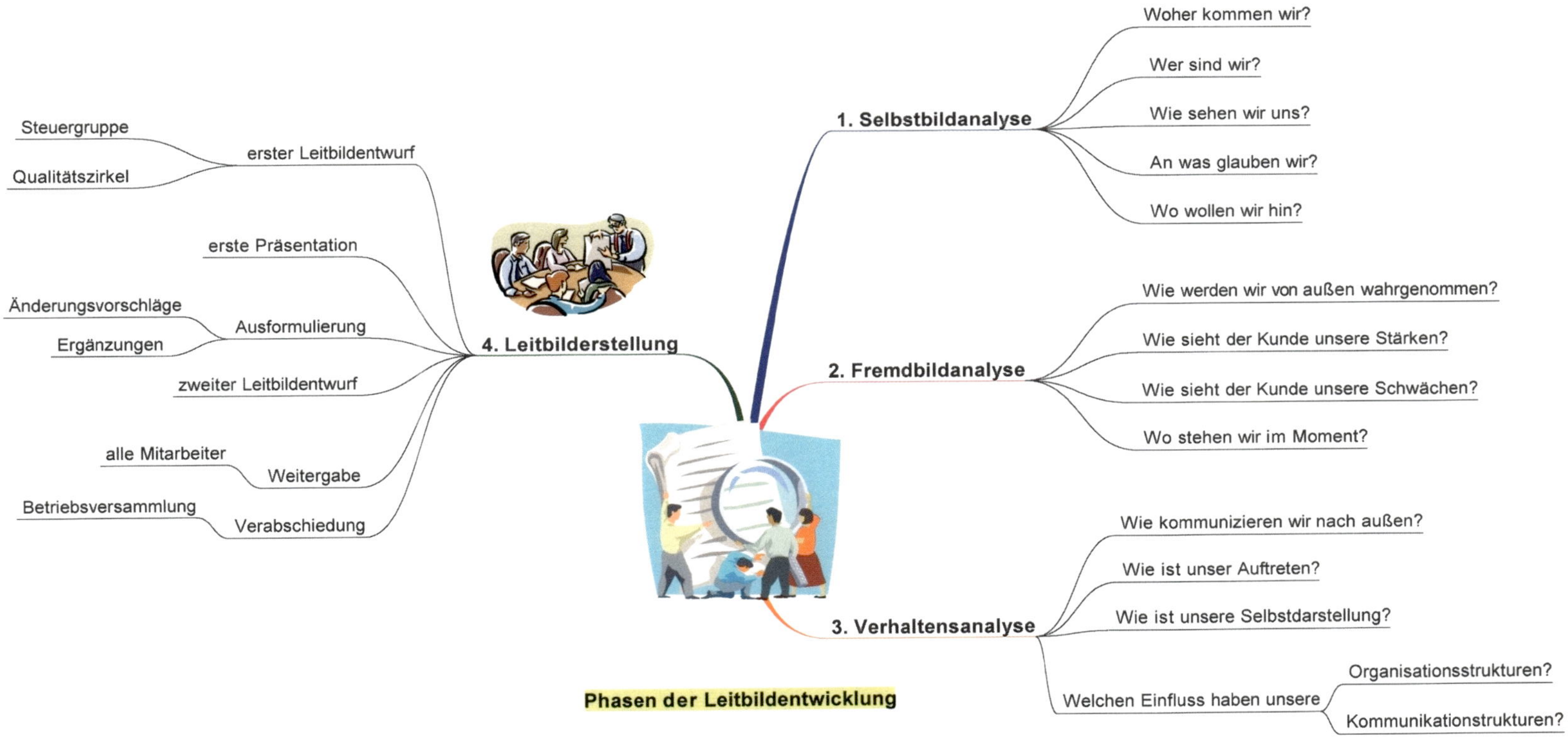

Methodisches Vorgehen
Zum methodischen Vorgehen empfiehlt sich die Einrichtung einer Steuergruppe, die einen klaren zeitlichen Rahmen und einen flexiblen Ablaufplan mit Rückkopplungsschleifen festlegt. Die Steuergruppe sorgt auch für die Bildung eines Qualitätszirkels und die Bereitstellung der notwendigen Ressourcen. Zu Ressourcen gehören Zeit, geeignete Räumlichkeiten, Moderatoren und gegebenenfalls externe Berater.

Phasen einer Leitbildentwicklung
Der Ablauf einer Leitbildentwicklung lässt sich in zwei Stufen, die vier Phasen beinhalten, aufgliedern. Die erste Stufe ist die Analyse und Zielfindung. Sie setzt sich zusammen aus Selbstbildanalyse, Fremdbildanalyse und der Analyse des eigenen Verhaltens. Die zweite Stufe beinhaltet die unterschiedlichen Arbeitsschritte der Leitbilderstellung.
Die Phasen der Leitbildentwicklung können aufeinander aufbauen und sich zeitlich überlappen, erfordern aber unterschiedliche Fragestellungen und Arbeitsschritte.

Das fertige Leitbild sollte nicht länger als eine DIN-A4-Seite sein. Ein Unternehmensleitbild sollte Aussagen zu den im folgenden Mind Map® beschriebenen Inhalten enthalten.

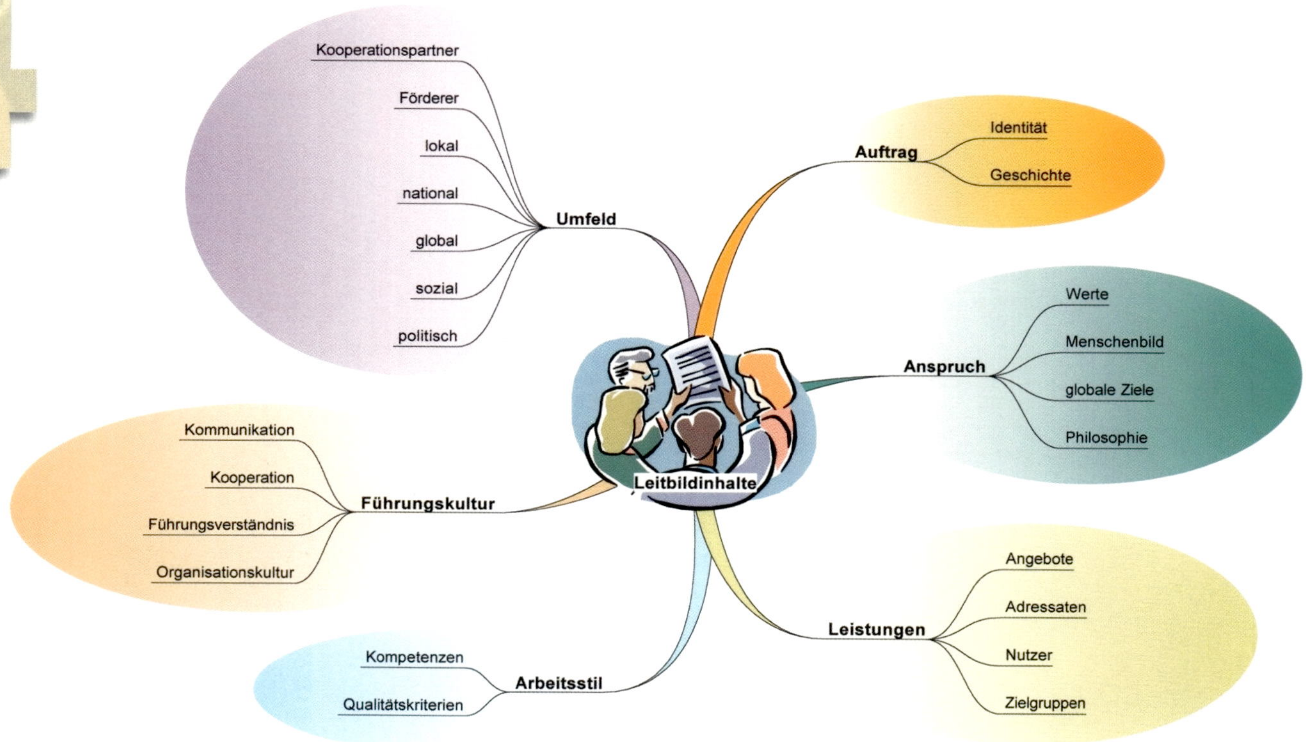

Auch für den Leitbildprozess gelten die Regeln des Kaizen, der Philosophie der ständigen Verbesserung. Der Leitbildprozess selbst ist nie abgeschlossen. Es empfiehlt sich einmal im Jahr das Leitbild zu überprüfen und bei Bedarf zu aktualisieren. Prüfen Sie, wie glaubwürdig die im Leitbild angesprochenen Werte sind und ob sie der heutigen Situation immer noch angemessen sind.

Die Umsetzung des Leitbildes

Das Leitbild kann als herkömmliche Auflistung oder selbstverständlich auch als Mind Map® gestaltet werden. Das Ziel der Leitbildentwicklung ist aber nicht das hübsch gerahmte Leitbild in der Eingangshalle der Einrichtung sondern, dass es von den Mitarbeitern der Einrichtung gelebt wird. Die Mitarbeiter sollten das Leitbild kennen und akzeptieren, sich damit identifizieren und ihr Handeln danach überprüfen. Auch bei MDK-Prüfungen werden Mitarbeiter in Pflegeheimen befragt, ob ihnen die Inhalte des Leitbildes bekannt sind.

Um das Leitbild im Alltag auch wirklich umzusetzen, bieten sich verschiedene Methoden an, die dazu führen, dass sich die Inhalte festigen und gelebt werden.

- **Entscheidungshilfe**
Das Leitbild kann als Werkzeug dienen und bei Qualitätszirkeln und Teamsitzungen zur Entscheidungshilfe beitragen. Mit den Leitsätzen vor Augen lassen sich manche Problemstellungen leichter bewältigen.

- **Projektarbeit**
Einzelne Punkte des Leitbildes können herausgenommen und in Projektarbeit realisiert werden. So wäre es z. B. denkbar mit dem Leitbild in der Hand eine Hausbegehung zu machen und zu überprüfen, ob der festgelegte Anspruch sich in den Räumlichkeiten widerspiegelt.

- **Personalentwicklung**
Bei der Personalentwicklung kann das Leitbild vielseitig eingesetzt werden. Bei Einstellungsgesprächen können die Vorstellungen des Bewerbers mit den Inhalten des Leitbildes verglichen und in Bezug gebracht werden. Möglich ist es auch, dem Bewerber das Leitbild im Vorfeld auszuhändigen und im anschließenden Gespräch die gemeinsamen Ansätze zu erfragen. Erfolgt eine Einstellung kann das Leitbild als Anlage dem Arbeitsvertrag beigefügt werden.
Bei Konfliktgesprächen mit Mitarbeitern können Standpunkte und Fehlleistungen anhand des Leitbildes transparent gemacht und erklärt werden. Auch bei der Erstellung eines Fortbildungsprogrammes kann anhand des Leitbildes überprüft werden, wo noch Fortbildungsbedarf besteht, um die Vision der Einrichtung zu unterstützen und voranzutreiben.

- **Öffentlichkeitsarbeit**
Im Bereich der Öffentlichkeitsarbeit ergeben sich etliche Möglichkeiten, die Umsetzung des Leitbildes zu unterstützen.
Sehr hilfreich ist es, das Leitbild bei Vorstellung der Einrichtung, bei Veranstaltungen in Altenklubs oder der Kirchengemeinde etc. als Gesprächsgrundlage zu benutzen. In der eigenen Einrichtung kann das Trägerleitbild gut sichtbar in der Eingangshalle platziert werden, das Pflegeleitbild ist gut in der Nähe des Dienstzimmers aufgehoben.

Bei den Ausführungen und Recherchen zu diesem Buch wurde uns immer wieder bewusst, wie wichtig es ist Qualitätsmanagement verständlich und mit kreativen Methoden zu vermitteln und so den Mitarbeitern trotz der momentan extrem hohen Anforderungen nicht den Mut zu nehmen, die „Vision“ von einer wertschätzenden, menschennahen und trotzdem professionellen Altenpflege aus den Augen zu verlieren.

„Wenn du ein Schiff bauen willst, so trommelt nicht die Leute zusammen, um Holz zu beschaffen, Aufgaben zu vergeben und die Arbeit einzuteilen, sondern wecke in ihnen die Sehnsucht nach dem weiten, endlosen Meer!“ (Antoine de Saint-Exupéry)

Merkblätter und Checklisten

Checklisten und Merkblätter sind im Arbeitsalltag hilfreich und notwendig. Auflistungen zur Krankenhauseinweisung, zur Vorgehensweise bei Notfällen, zum Umgang mit dem Dienstplan oder zur Durchführung der hygienischen Händedesinfektion finden sich in vielen Einrichtungen. Diese Unterlagen sollen schnell greifbar, übersichtlich und jederzeit verfügbar sein.

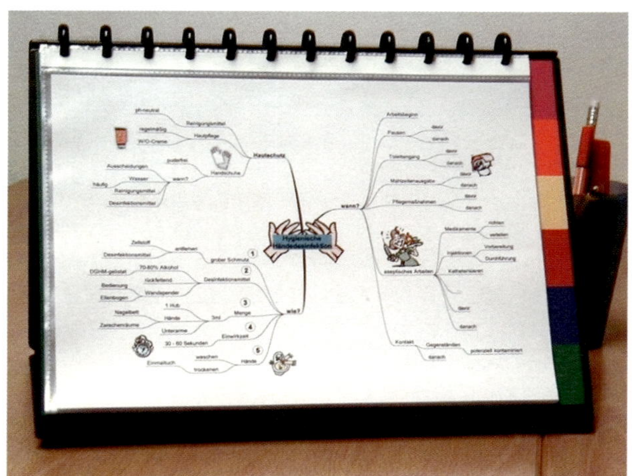

Durch Checklisten und Merkblätter in Form von Mind Maps® erhalten die Mitarbeiter einen raschen Überblick und eine wirksame Gedankenstütze. Die wichtigsten Mind Maps® können in einem Präsentations-ringbuch oder Tisch-Flipchart an einem zentralen Ort im Wohnbereich deponiert werden und bei Bedarf als Kopiervorlage dienen.

Anwendungsmöglichkeiten
Das folgende Beispiel zeigt ein Mind Map® als Checkliste zum Vorgehen bei einer Krankenhauseinweisung. Bei der Nutzung können Sie schon ausgeführte Tätigkeiten abhaken und weitere, individuell notwendige Äste ergänzen.

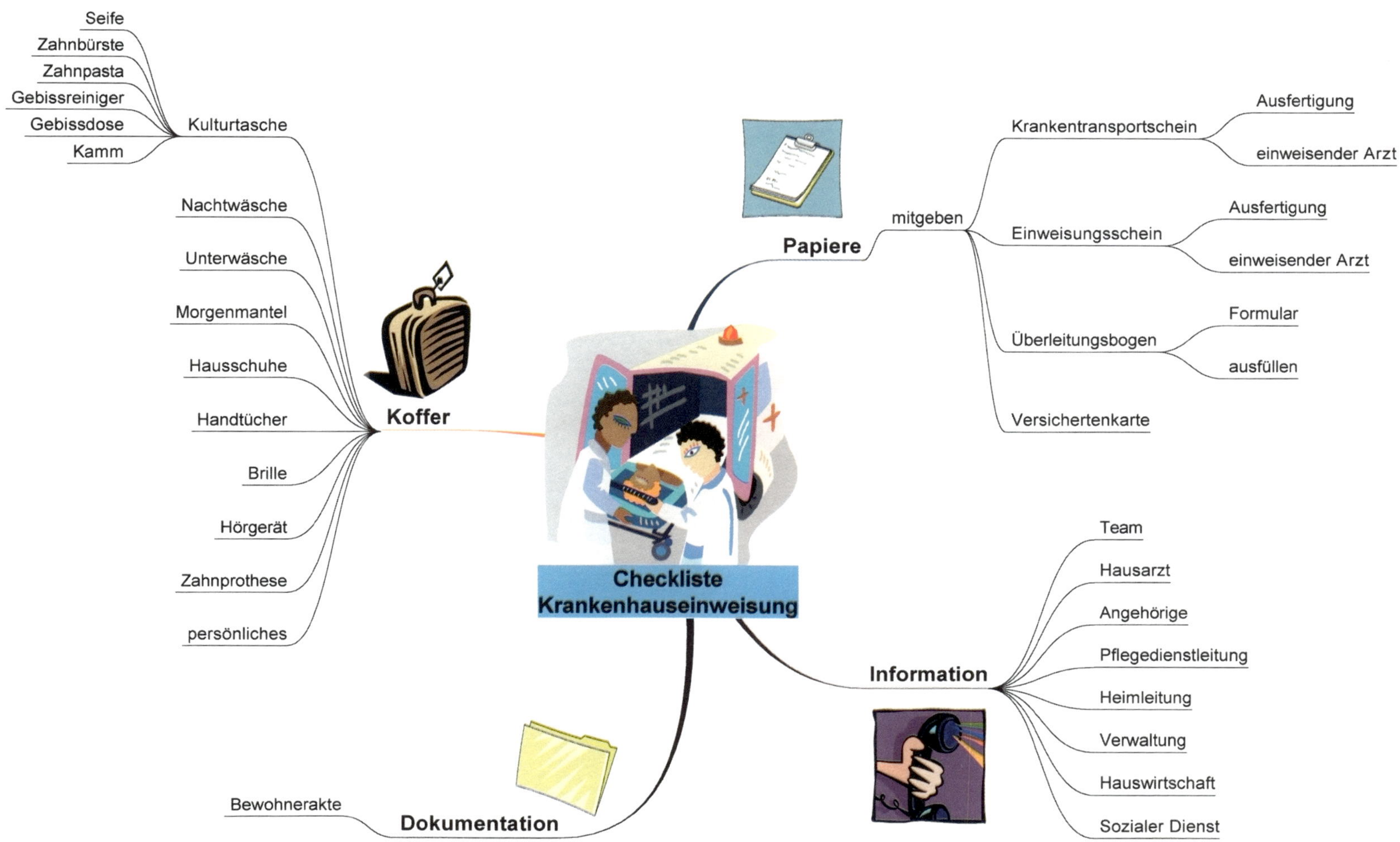
Checkliste Krankenhauseinweisung
Koffer
Kulturtasche
Seife
Zahnbürste
Zahnpasta
Gebissreiniger
Gebissdose
Kamm
Nachtwäsche
Unterwäsche
Morgenmantel
Hausschuhe
Handtücher
Brille
Hörgerät
Zahnprothese
persönliches
Papiere
mitgeben
Krankentransportschein
Ausfertigung
einweisender Arzt
Einweisungsschein
Ausfertigung
einweisender Arzt
Überleitungsbogen
Formular
ausfüllen
Versichertenkarte
Information
Team
Hausarzt
Angehörige
Pflegedienstleitung
Heimleitung
Verwaltung
Hauswirtschaft
Sozialer Dienst
Dokumentation
Bewohnerakte

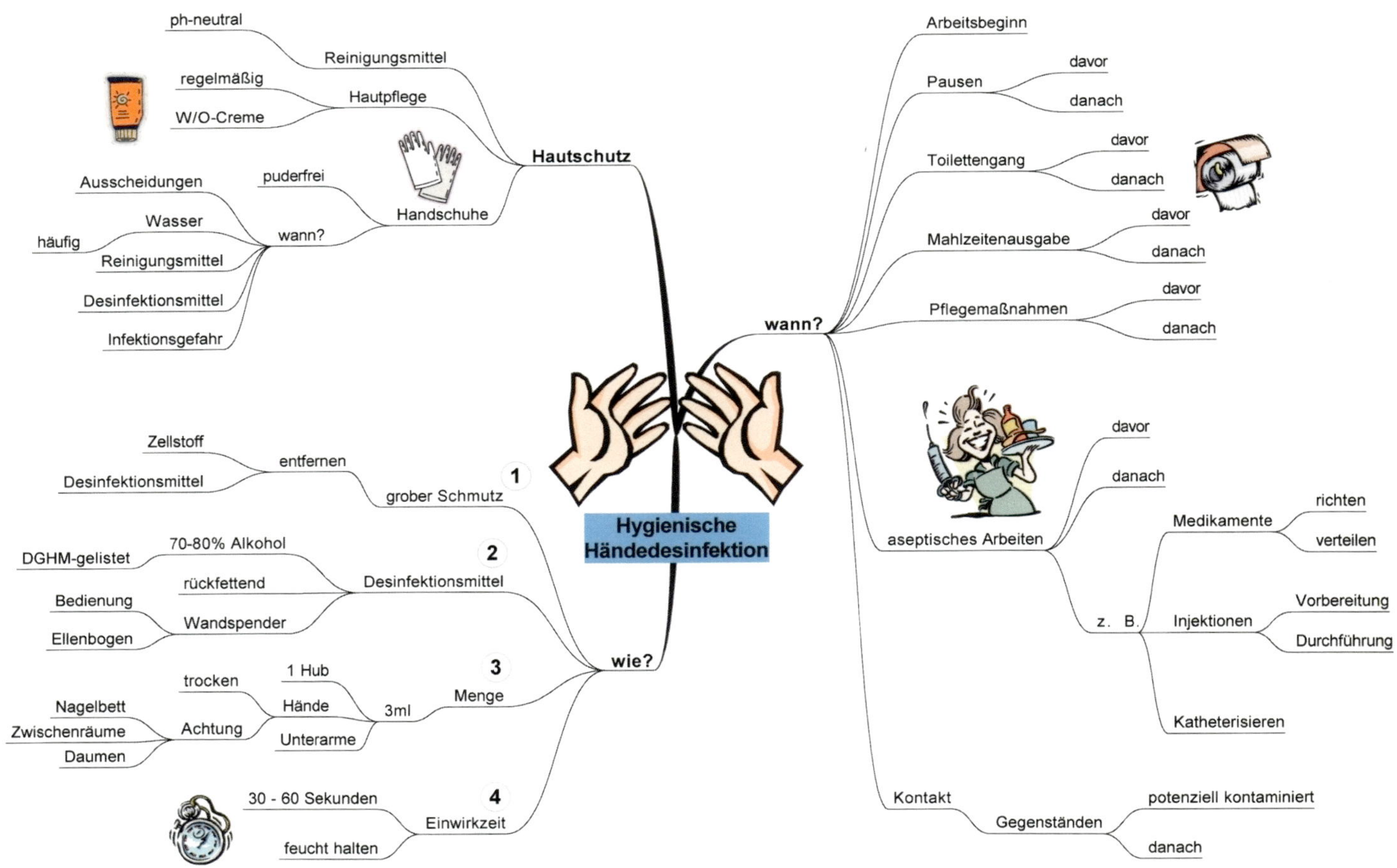

Dieses Mind Map® dient als Merkblatt zur Durchführung der hygienischen Händedesinfektion. Es kann laminiert und gut sichtbar neben die Desinfektionswandspender gehängt werden. Alle für die Durchführung der hygienischen Händedesinfektion relevanten Punkte sind so auf eine Blick zu erfassen.

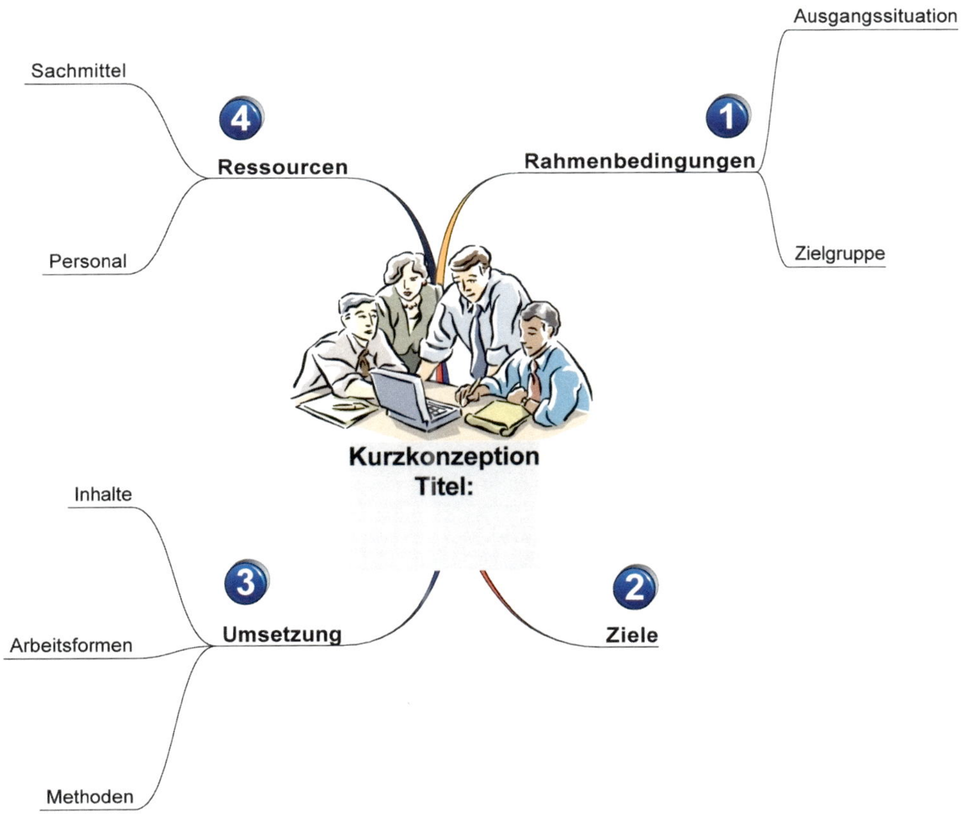

Konzeptentwicklung

Kurzkonzepte
In der Praxis der pflegerischen und betreuerischen Arbeit ist häufig die Erstellung von kleineren Konzepten für Einzelmaßnahmen und konkrete Schritte im beruflichen Alltag gefragt, wie z. B. für die Gestaltung eines Gemeinschaftsraumes oder die Durchführung eines Gruppenangebotes.

Solche Konzepte werden von einzelnen Mitarbeitern für ihre individuelle Aufgabe oder im Team für ein gemeinsames Projekt erarbeitet. Diese kleineren Konzepte sollen einen offenen Handlungsrahmen bilden, der eine Balance zwischen zielgerichteter Planung und situationsgerechter Flexibilität ermöglicht.
Diese Anforderungen an die Erarbeitung und Dokumentation von Konzepten können Sie durch die Erstellung eines Mind Maps® leicht erfüllen. Dieses kann alleine oder im Team gefertigt werden. Es stellt den Handlungsrahmen dar, der nach Bedarf ergänzt werden kann, und kann als – grafisch ansprechend gestaltete – Konzeptdokumentation dienen oder die Grundlage für das ausformulierte Kurzkonzept stellen.

Das nebenstehende Mind Map® liefert Ihren ein Schema für die Erarbeitung einer Kurzkonzeption, die Bestimmungsfaktoren ihres individuellen Projektes können damit gesammelt, sortiert, gebündelt und in Verbindung gesetzt werden. Im ersten Schritt beschreiben Sie die Rahmenbedingungen, also Ihre individuelle Ausgangssituation und die Zielgruppe, für die das Angebot bestimmt sein soll. Schritt Zwei dient zur Visualisierung der konkreten Ziele. Die Umsetzung, d.h. welche Inhalte Sie mit welchen Arbeitsformen und Methoden verwirklichen wollen, zeigen Sie im dritten Schritt. Abschließend benennen Sie die zur Umsetzung notwendigen sächlichen und personellen Ressourcen.

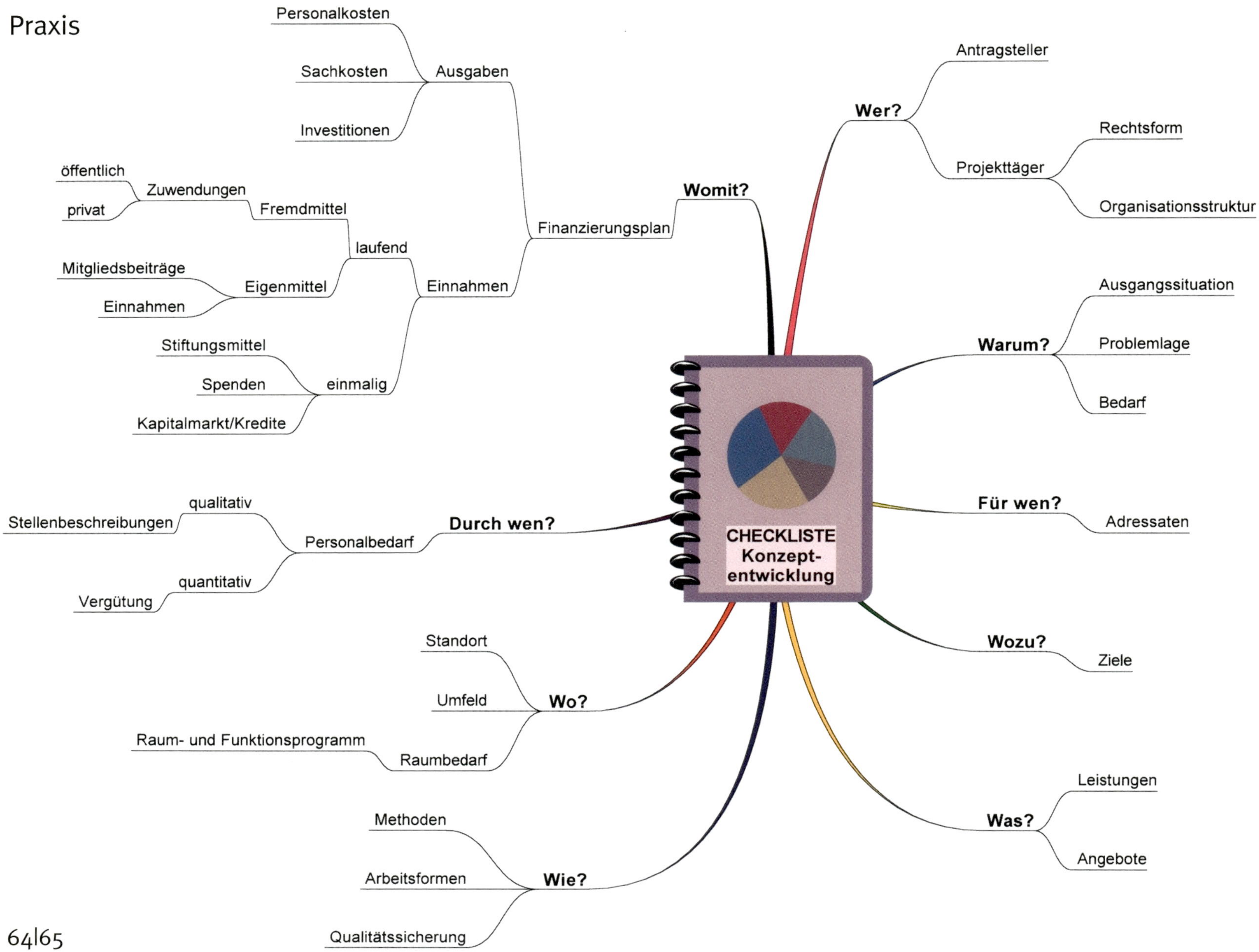
CHECKLISTE
Konzept-
entwicklung
Wer?
Antragsteller
Projekttäger
Rechtsform
Organisationsstruktur
Warum?
Ausgangssituation
Problemlage
Bedarf
Für wen?
Adressaten
Wozu?
Ziele
Was?
Leistungen
Angebote
Wie?
Methoden
Arbeitsformen
Qualitätssicherung
Wo?
Standort
Umfeld
Raumbedarf
Raum- und Funktionsprogramm
Durch wen?
Personalbedarf
qualitativ
Stellenbeschreibungen
quantitativ
Vergütung
Womit?
Finanzierungsplan
Ausgaben
Personalkosten
Sachkosten
Investitionen
Einnahmen
laufend
Fremdmittel
Zuwendungen
öffentlich
privat
Eigenmittel
Mitgliedsbeiträge
Einnahmen
einmalig
Stiftungsmittel
Spenden
Kapitalmarkt/Kredite

Ausführliche Konzepte
Auch zur Planung umfangreicherer Konzepte zur Mittelbeschaffung für zukünftige Maßnahmen z. B. für neue Einrichtungen, Initiativen oder Projekte können Mind Maps® sinnvoll und förderlich sein. Es müssen hierbei aber wesentlich mehr Inhalte geklärt und dargestellt werden. Das nebenstehende Mind Map® kann als Checkliste und Ausgangspunkt für die Planung dienen. Zur ausführlichen Gestaltung des Mind Maps® ist mindestens die Verwendung eines DIN-A3-Blattes erforderlich. Die Inhalte der einzelnen W-Fragen stehen in gegenseitiger Abhängigkeit und sollten im Team erarbeitet werden. Das Planungs-Mind Map® kann dem ausformulierten Konzept als grafische Erläuterung beigelegt werden.

Beschwerdemanagement

Ein sachgerechter und effektiver Umgang mit Beschwerden und Anregungen ist ein wichtiges Qualitätsmerkmal. Ziel des Beschwerdemanagements ist es, Schwachpunkte und Anregungen systematisch zu erfassen und gemeinsam zu bearbeiten, die Kundenzufriedenheit zu erhöhen sowie die eigene Leistung und Qualität ständig zu verbessern.

Durchführung
Das Beschwerdemanagement durchläuft gewöhnlich vier Phasen:
1. Beschwerdestimulierung
2. Beschwerdeannahme
3. Beschwerdebearbeitung
4. Beschwerdeauswertung.

Die erste Phase ist die Beschwerdestimulierung. In dieser Phase signalisiert man dem Kunden, dass man bereit ist Beschwerden entgegen zu nehmen. Wird nun eine Beschwerde geäußert, geht man zu den weiteren Phasen über. Die Beschwerdeannahme und -erfassung kann mit dem folgenden Mind Map® erfolgen. Kann die Beschwerde vom Beschwerdeannehmer nicht bearbeitet werden, da es sich um einen anderen Leistungsbereich handelt, wird die Beschwerde umgehend an einen weisungsbefugten Mitarbeiter des betroffenen Leistungsbereiches weitergegeben. Dort wird zeitnah eine Problemlösung erarbeitet und realisiert.

Um diesen Prozess etwas deutlicher zu machen, hier ein Beispiel:
Ein Angehöriger wendet sich an die Pflegedienstleitung (PDL), da im Zimmer des Bewohners seit einiger Zeit das Fenster nicht richtig schließt. Die PDL bittet den Angehörigen Platz zu nehmen und nimmt sich das Mind Map zur Beschwerdeannahme zur Hand. Nun arbeitet sie die einzelnen Äste ab. Sie trägt sich als Beschwerdeempfängerin mit Namen, Datum und Uhrzeit ein. Danach erfasst sie den Namen des Beschwerdeführers. Nun wird der Beschwerdeinhalt im dafür vorgesehenen Feld kurz in Stichworten oder als kleines Mind Map® festgehalten. Ist das geschehen, gibt Sie dem Angehörigen die Zusage, den technischen Dienst mit der Reparatur zu beauftragen. Diese Zusage bestätigt sie mit ihrer Unterschrift. Parallel dazu trägt sie den Namen des Ausführenden technischen Mitarbeiters im Ast „Weitergabe an:" ein und kreuzt den entsprechenden Leistungsbereich an.

Nun wird der technische Mitarbeiter zum Beschwerdebearbeiter. Nachdem er sich der Problemlösung angenommen hat, trägt er im nächsten Feld beispielsweise ein „Fenster wieder gängig gemacht". Auch dieser Schritt wird wieder mit Unterschrift und Datum bestätigt. Danach wird der Beschwerdeführer über die erfolgte Beschwerdebearbeitung informiert und der Beschwerdeannahmebogen archiviert. Üblicherweise wird ein Durchschlag oder eine Kopie des Bogens auch an den Kunden weitergegeben.

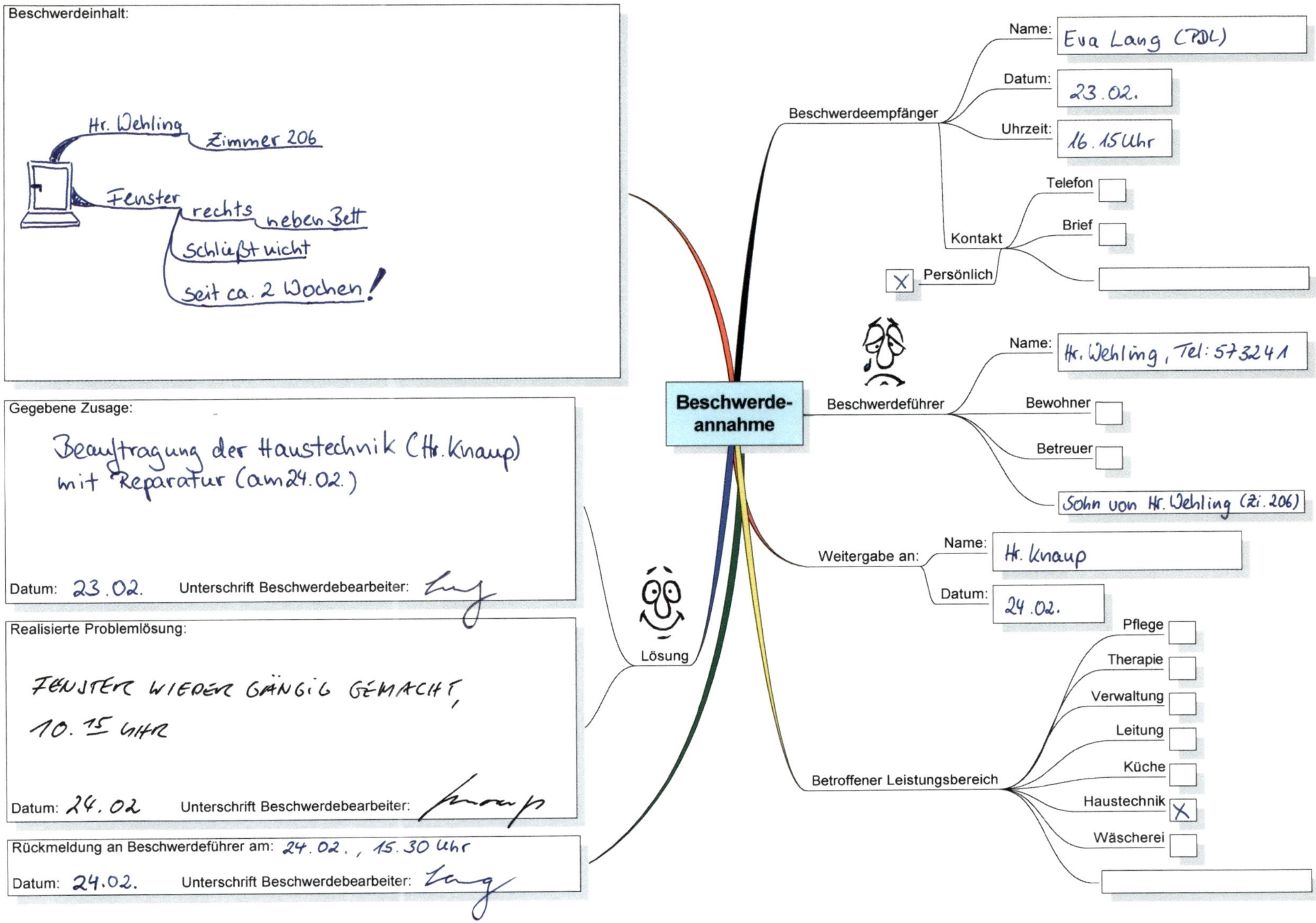
Beschwerdeinhalt:
Hr. Wehling
Zimmer 206
Fenster
rechts
neben Bett
schließt nicht
seit ca. 2 Wochen!
Gegebene Zusage:
Beauftragung der Haustechnik (Hr. Knaup) mit Reparatur (am 24.02.)
Datum: 23.02.
Unterschrift Beschwerdebearbeiter:
Realisierte Problemlösung:
FENSTER WIEDER GÄNGIG GEMACHT, 10.15 UHR
Datum: 24.02
Unterschrift Beschwerdebearbeiter:
Rückmeldung an Beschwerdeführer am: 24.02., 15.30 Uhr
Datum: 24.02.
Unterschrift Beschwerdebearbeiter:
Lösung
Beschwerde-annahme
Beschwerdeempfänger
Name: Eva Lang (PDL)
Datum: 23.02.
Uhrzeit: 16.15 Uhr
Kontakt
Telefon
Brief
Persönlich X
Beschwerdeführer
Name: Hr. Wehling, Tel: 573241
Bewohner
Betreuer
Sohn von Hr. Wehling (Zi. 206)
Weitergabe an:
Name: Hr. Knaup
Datum: 24.02.
Betroffener Leistungsbereich
Pflege
Therapie
Verwaltung
Leitung
Küche
Haustechnik X
Wäscherei

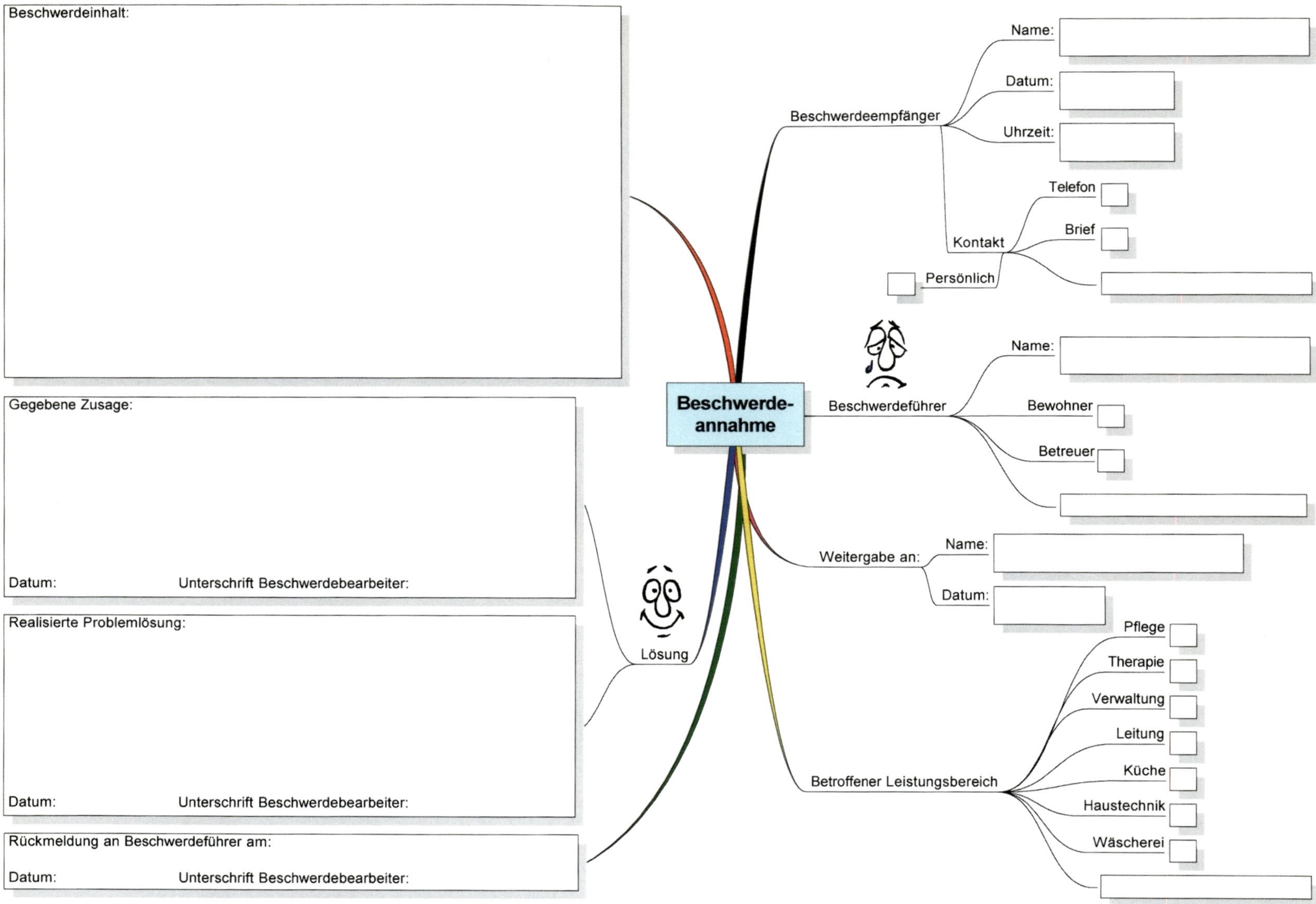

Dieses Musterformular können Sie für Ihre Beschwerdebearbeitung direkt nutzen. Am Ende eines Quartals oder auch am Jahresende empfiehlt es sich die archivierten Bögen statistisch auszuwerten.

So erhalten Sie wichtige Hinweise, in welchen Leistungsbereichen vermehrt Beschwerden auftreten und können gezielt intervenieren.

Standards

Standards werden in der Altenpflege als Werkzeug genutzt, um die Qualität von Dienstleistungen zu planen. Vorgefertigte Pflegestandards müssen, möglichst im Rahmen von Qualitätszirkelarbeit an die Erfordernisse der eigenen Einrichtung angepasst werden. Sie sollten nach einem einheitlichen Raster erstellt sein, um den täglichen Umgang mit den Standards zu erleichtern. Die Anzahl der Pflegestandards sollte begrenzt sein, wichtige und häufig vorkommende Maßnahmen eignen sich zur Standardisierung (z. B. Prophylaxen, Behandlungspflegemaßnahmen, Notfallstandards, fixierende Maßnahmen).

Die Nutzung der Pflegestandards sollte fester Bestandteil der Pflegeplanung für den einzelnen alten Menschen sein. Durch einen Verweis auf den Standard (z. B. durch eine Nummer oder ein Kürzel) können gleiche Vorgänge zeitsparend und genau dokumentiert werden. Abweichungen und individuelle Besonderheiten müssen aber weiterhin ausführlich geplant, dokumentiert und kontrolliert werden, ein Pflegen ausschließlich „nach Standard“ widerspricht der wünschenswerten, individuell auf die Bedürfnisse des einzelnen Menschen zugeschnittenen Durchführung von Pflegemaßnahmen.

Mind Maps® helfen Ihnen auch bei der Erstellung und Darstellung der notwendigen Pflegestandards. Im Qualitätszirkel kann die Erarbeitung mit Hilfe der Brainstormig-Methode (siehe Kapitel 4.2) durchgeführt werden. Die erarbeiteten Mind Maps® können dann als Vorblatt und Übersicht für den, in herkömmlicher Weise als Text geschriebenen Standard dienen.

Die folgenden beiden Mind Maps® zeigen Beispiele für die Gestaltung von Pflegestandards zu den Themen Intertrigoprophylaxe sowie Medikamentenvergabe und können als Anregung für die Erstellung Ihrer eigenen Pflegestandards dienen.

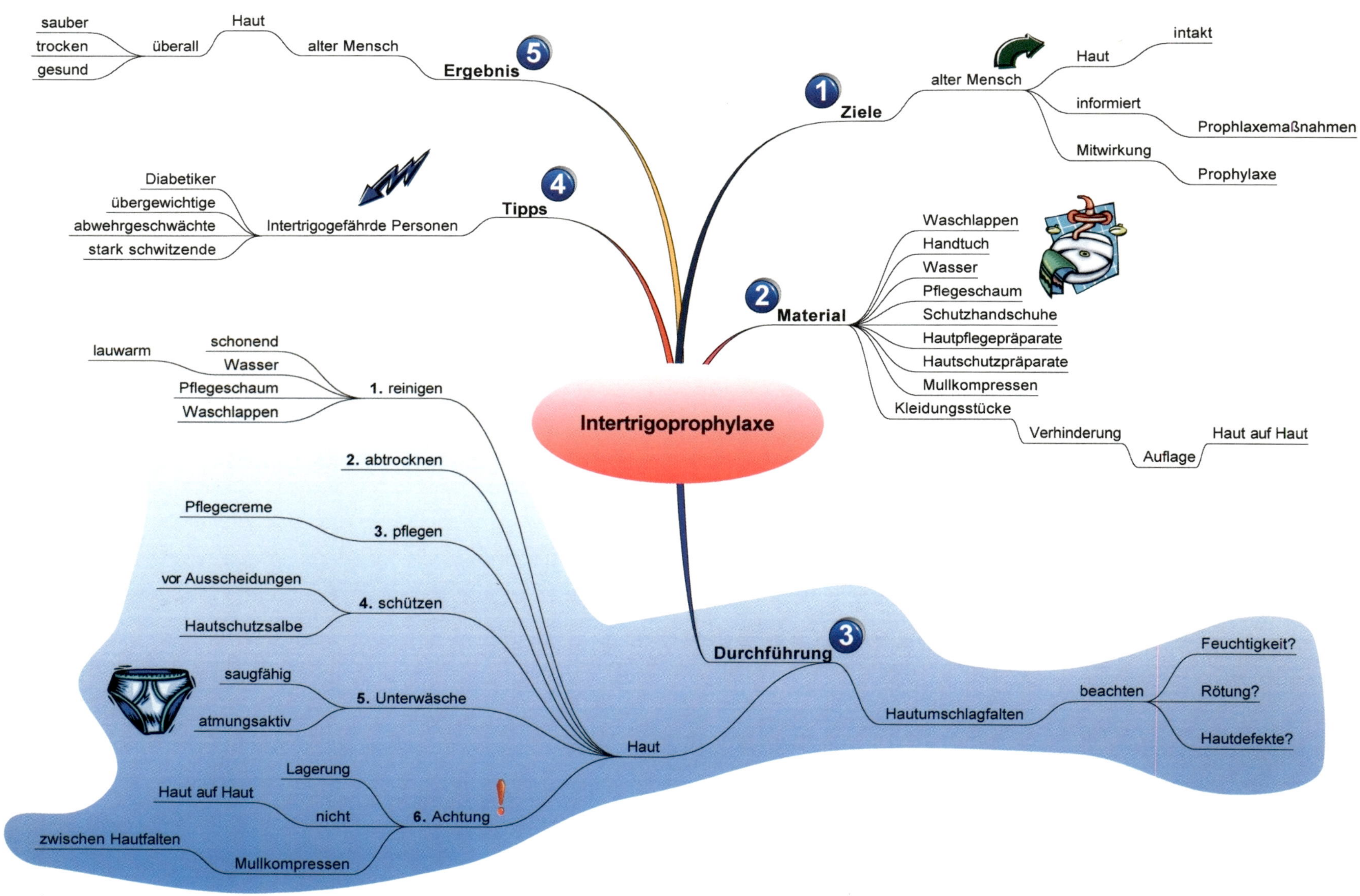
Intertrigoprophylaxe
1 Ziele
alter Mensch
Haut
intakt
informiert
Prophlaxemaßnahmen
Mitwirkung
Prophylaxe
2 Material
Waschlappen
Handtuch
Wasser
Pflegeschaum
Schutzhandschuhe
Hautpflegepräparate
Hautschutzpräparate
Mullkompressen
Kleidungsstücke
Verhinderung
Auflage
Haut auf Haut
3 Durchführung
Hautumschlagfalten
beachten
Feuchtigkeit?
Rötung?
Hautdefekte?
Haut
1. reinigen
schonend
Wasser
lauwarm
Pflegeschaum
Waschlappen
2. abtrocknen
3. pflegen
Pflegecreme
4. schützen
vor Ausscheidungen
Hautschutzsalbe
5. Unterwäsche
saugfähig
atmungsaktiv
6. Achtung
Lagerung
nicht
Haut auf Haut
Mullkompressen
zwischen Hautfalten
4 Tipps
Intertrigogefährde Personen
Diabetiker
übergewichtige
abwehrgeschwächte
stark schwitzende
5 Ergebnis
alter Mensch
Haut
überall
sauber
trocken
gesund

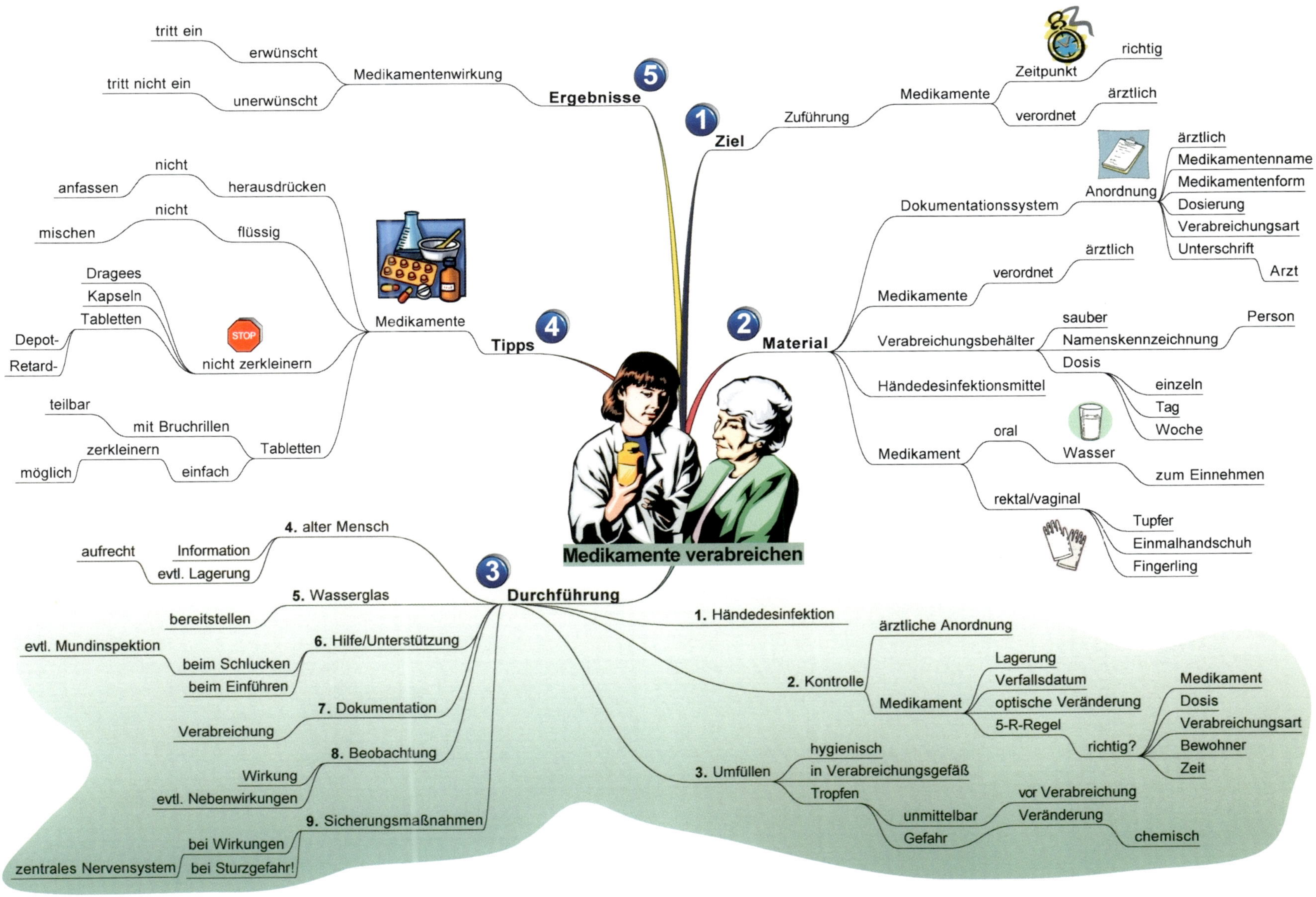
Medikamente verabreichen
1 Ziel
Zuführung
Medikamente
Zeitpunkt
richtig
verordnet
ärztlich
2 Material
Dokumentationssystem
Anordnung
ärztlich
Medikamentenname
Medikamentenform
Dosierung
Verabreichungsart
Unterschrift
Arzt
Medikamente
verordnet
ärztlich
Verabreichungsbehälter
sauber
Namenskennzeichnung
Person
Dosis
einzeln
Tag
Woche
Händedesinfektionsmittel
Medikament
oral
Wasser
zum Einnehmen
rektal/vaginal
Tupfer
Einmalhandschuh
Fingerling
3 Durchführung
1. Händedesinfektion
2. Kontrolle
ärztliche Anordnung
Medikament
Lagerung
Verfallsdatum
optische Veränderung
5-R-Regel
richtig?
Medikament
Dosis
Verabreichungsart
Bewohner
Zeit
3. Umfüllen
hygienisch
in Verabreichungsgefäß
Tropfen
unmittelbar
vor Verabreichung
Gefahr
Veränderung
chemisch
4. alter Mensch
Information
evtl. Lagerung
aufrecht
5. Wasserglas
bereitstellen
6. Hilfe/Unterstützung
beim Schlucken
evtl. Mundinspektion
beim Einführen
7. Dokumentation
Verabreichung
8. Beobachtung
Wirkung
evtl. Nebenwirkungen
9. Sicherungsmaßnahmen
bei Wirkungen
zentrales Nervensystem
bei Sturzgefahr!
4 Tipps
Medikamente
herausdrücken
nicht
anfassen
flüssig
nicht
mischen
nicht zerkleinern
STOP
Dragees
Kapseln
Tabletten
Depot-
Retard-
Tabletten
mit Bruchrillen
teilbar
einfach
zerkleinern
möglich
5 Ergebnisse
Medikamentenwirkung
erwünscht
tritt ein
unerwünscht
tritt nicht ein

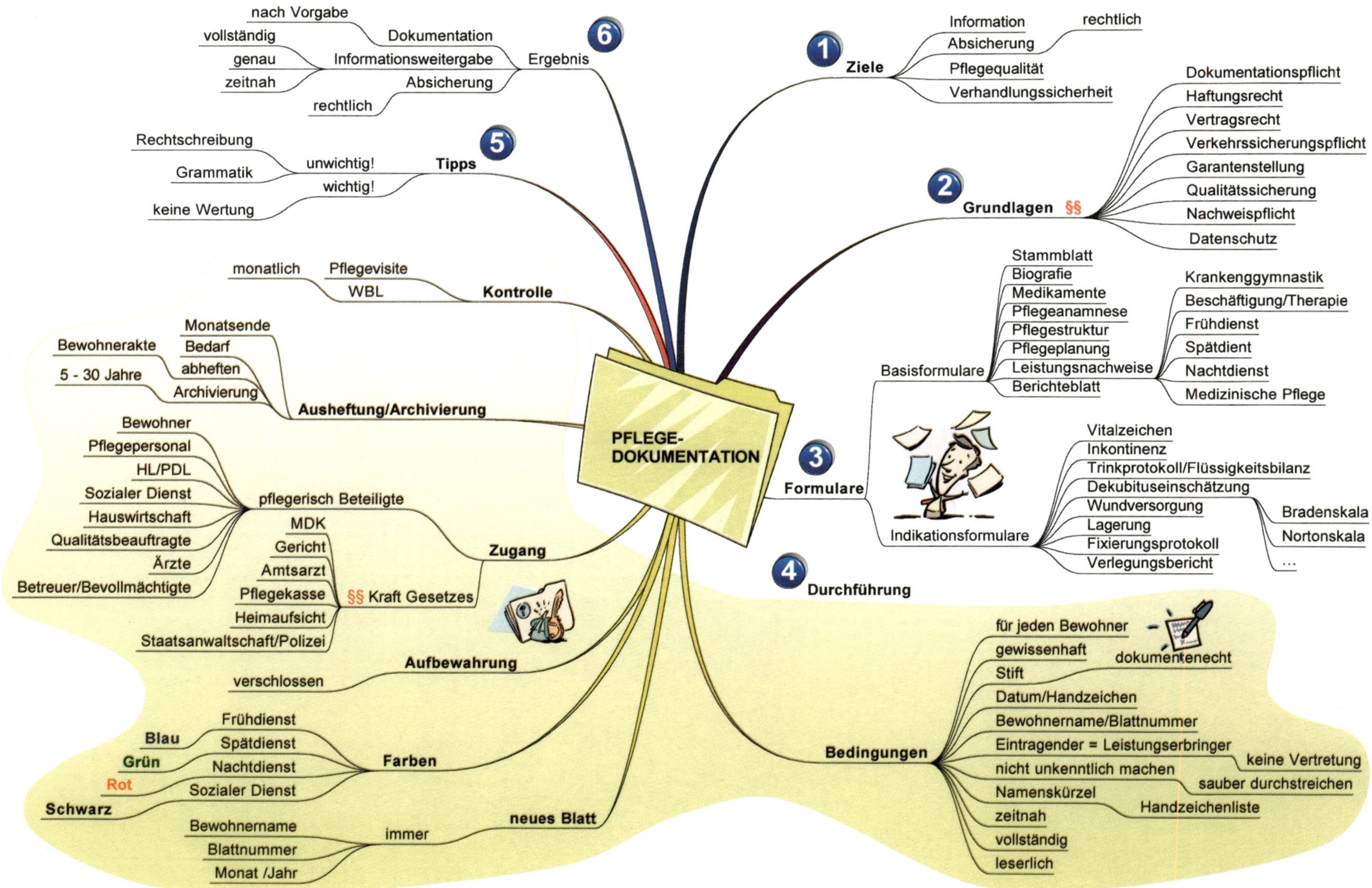

Dieser Standard stellt die Grundlagen für die systematische Durchführung der Pflegedokumentation dar und gibt einen Überblick über die notwendigen Dokumentationsformulare, Aufbewahrung, Zugangsregelungen und Kontrollmaßnahmen.

Pflegeplanung

Grundlagen
Ein grundlegendes Handwerkszeug für Pflegekräfte in der Altenpflege ist die Pflegeplanung mit den sechs von Fichtner und Meier beschriebenen Arbeitsschritten, die einen ständigen Regelkreis bilden.
Das folgende Mind Map® zeigt anschaulich die einzelnen Schritte dieser Planungstätigkeit, es kann als Gedankenstütze bei der Erstellung genutzt werden und unterstützt insbesondere Schüler beim Erlernen dieser nicht ganz einfachen Tätigkeit.

Pflegeplanung mit Hilfe eines Pflegemodells
Pflegemodelle sind wissenschaftlich erarbeitete Theorien von Pflegefachleuten, die auf der ganzheitlichen Betrachtung des Menschen und seiner Grundbedürfnisse im Falle von Krankheits- und Pflegebedürftigkeit beruhen. Die durchgängige Nutzung eines Pflegemodells ist für Einrichtungen der Altenpflege heute unabdingbar als Grundlage für die Pflegeanamnese, d.h. für die Informationssammlung als ersten Schritt der Pflegeplanung sowie als Qualitätswerkzeug für das erfolgreiche Bestehen der verschiedenen externen Qualitätsprüfungen.
Aus der Vielfalt der Modelle:

- Selbstpflegemodell nach Orem,
- Modell der 12 Aktivitäten des täglichen Lebens (ATL) nach Juchli,
- Pflegemodell der „Fördernden Prozesspflege“ nach Krohwinkel mit den Aktivitäten und existentielle Erfahrungen des Lebens (AEDL)
- etc.

muss eines für die Einrichtung ausgewählt und im Pflegekonzept und Qualitätshandbuch beschrieben werden.

Mit der Beschreibung allein ist es aber nicht getan, da die Modelle nur Abbilder der Wirklichkeit sind und diese in sprachlicher, abstrakter Form beschreiben. Der wichtige und kritische Schritt ist die praktische Umsetzung des Modells in der täglichen Arbeit. Am Beispiel der AEDLs zeigen wir Ihnen exemplarisch die hilfreiche Nutzung eines Mind Maps® bei der Pflegeplanung.

Handelsübliche Formulare zur Pflegeanamnese und -planung geben in Tabellenform Vorgaben für die Erstellung nach dem ausgewählten Pflegemodell.
In der Praxis wird jedoch schnell deutlich, dass diese Vorgaben nicht für alle Pflegekräfte ausreichend sind. Den Pflegekräften ist teilweise unklar, zu welchen der dreizehn AEDLs einzelne Problembereiche gehören. Hinzu kommen Ängste vor der ungeliebten Schreibarbeit, Sprachprobleme, fehlende Sicherheit und Übung. In der Praxis hört man oft folgende Aussagen: „Pflegeplanung war nur ein ganz kleiner Teil in der Ausbildung“, „Ich weiß nicht, wie ich das beschreiben soll.“, „Da ist zu wenig Platz auf dem Formular“. Diese Umstände lassen die Pflegeplanung häufig zu einer ungeliebten Tätigkeit werden.

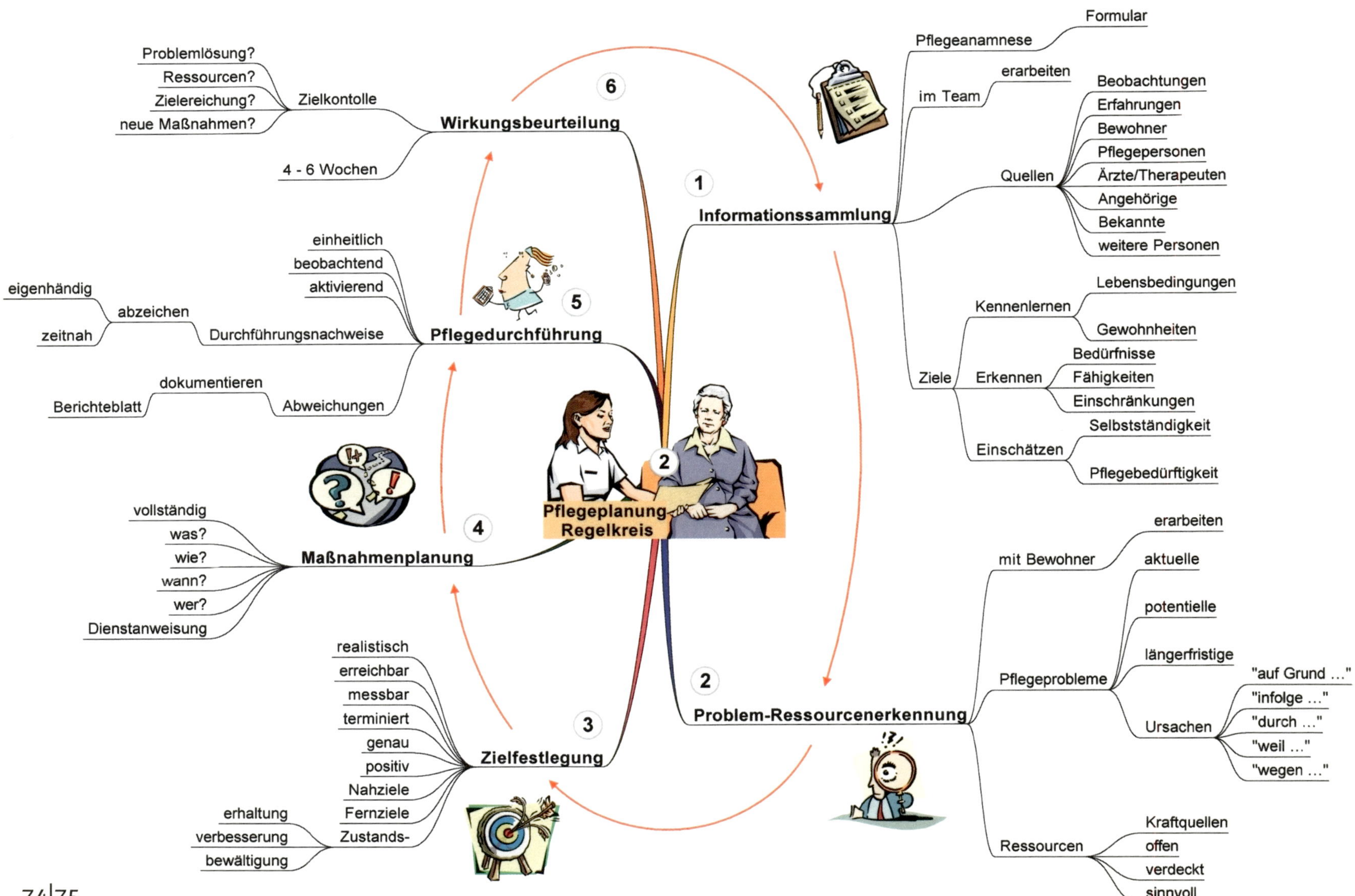
Pflegeplanung
Regelkreis
1
Informationssammlung
Pflegeanamnese
Formular
im Team
erarbeiten
Quellen
Beobachtungen
Erfahrungen
Bewohner
Pflegepersonen
Ärzte/Therapeuten
Angehörige
Bekannte
weitere Personen
Ziele
Kennenlernen
Lebensbedingungen
Gewohnheiten
Erkennen
Bedürfnisse
Fähigkeiten
Einschränkungen
Einschätzen
Selbstständigkeit
Pflegebedürftigkeit
2
Problem-Ressourcenerkennung
mit Bewohner
erarbeiten
Pflegeprobleme
aktuelle
potentielle
längerfristige
Ursachen
"auf Grund ..."
"infolge ..."
"durch ..."
"weil ..."
"wegen ..."
Ressourcen
Kraftquellen
offen
verdeckt
sinnvoll
3
Zielfestlegung
realistisch
erreichbar
messbar
terminiert
genau
positiv
Nahziele
Fernziele
Zustands-
erhaltung
verbesserung
bewältigung
4
Maßnahmenplanung
vollständig
was?
wie?
wann?
wer?
Dienstanweisung
5
Pflegedurchführung
einheitlich
beobachtend
aktivierend
Durchführungsnachweise
abzeichen
eigenhändig
zeitnah
Abweichungen
dokumentieren
Berichteblatt
6
Wirkungsbeurteilung
Zielkontolle
Problemlösung?
Ressourcen?
Zielereichung?
neue Maßnahmen?
4 - 6 Wochen

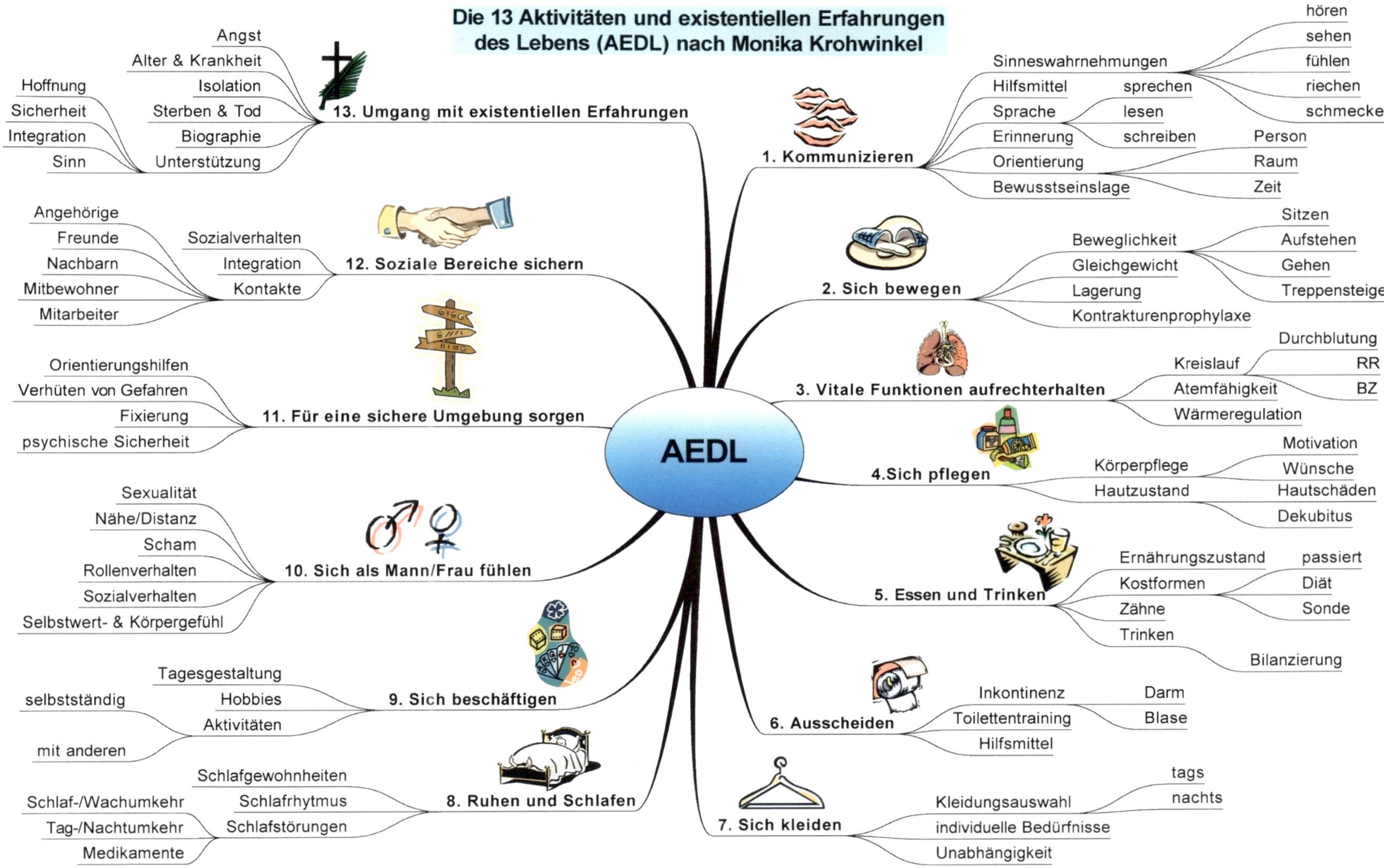

Sehr hilfreich hat sich in unserer Praxis die Nutzung des von uns entwickelten Mind Maps zu den AEDLs erwiesen, da es nicht notwendig ist zum Verständnis seitenlangen Text durchzuarbeiten. Das Mind Map zu den AEDLs ermöglicht es, die komplexe Thematik des Pflegemodells auf einem Blatt darzustellen. Die dreizehn Oberbegriffe sind zur Anregung der Merkfähigkeit mit Grafiken versehen, so prägen sich die Oberbegriffe wie von selbst ein.

Legen Sie einfach das Mind Map zu den AEDLs bei der Fertigung der Pflegeanamnese in Sichtweite und arbeiten die Schlüsselworte ab, dann können Sie sicher sein, alle wichtigen Bereiche beschrieben zu haben. Es genügt zu den einzelnen Schlüsselworten erklärende Stichpunkte zu schreiben, so lässt sich das Platzproblem in den vorgegebenen Formularen lösen.
Beispielhaft stellen wir im Folgenden den Teilast zum AEDL Kommunizieren dem Auszug aus einem Formular der Fa. Standard System GmbH, Hamburg, gegenüber:

Die Pflegekräfte in unseren Einrichtungen wünschten sich das Mind Map zu den AEDLs gerahmt und in Farbe für die Dienstzimmer („Am liebsten über dem Schreibtisch, dann können es alle benutzen!"), um es immer im Blick zu haben. Gerade bei der Einarbeitung von Schülern und neuen Mitarbeitern erweist sich das Mind Map als gute Möglichkeit, die ohnehin schon große Informationsflut in der Einarbeitungszeit zu reduzieren.

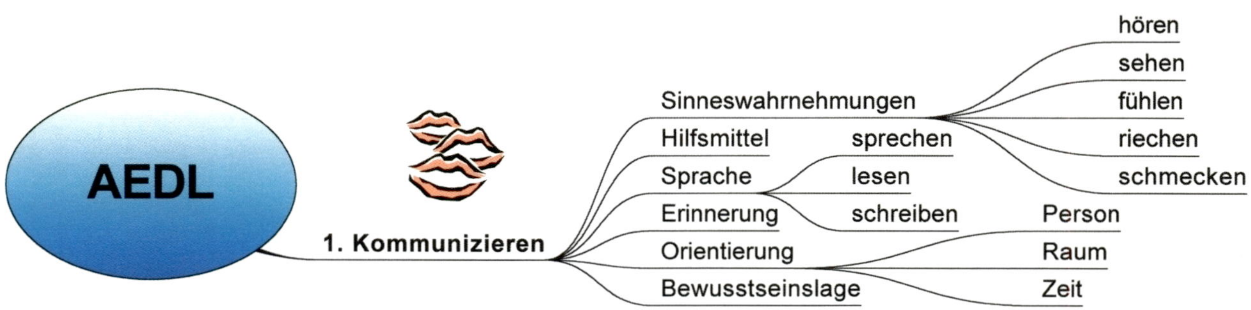

Auch zur Information der Angehörigen kann das Mind Map an einem zentralen Punkt des Wohnbereiches ausgehängt werden. Es dient so als gute Ergänzung zum Pflegeleitbild, in dem in der Regel Aussagen zum in der Einrichtung verwendeten Pflegemodell gemacht werden.

Bei externen Qualitätsprüfungen werden nach dem Zufallsprinzip Mitarbeiter nach dem Pflegemodell/-konzept der Einrichtung befragt. Der Prüfungsstress bei diesen Befragungen ist hoch, insbesondere bei Mitarbeitern, die wenig Erfahrungen mit diesen Situationen haben. Das im Dienstzimmer ausgehängte Mind Map zu den AEDLs dient auch in diesen Fällen als optische Gedankenstütze. So tragen Sie dazu bei, dass Aussagen zum Pflegemodell in der Einrichtung bekannt sind.

STANDARD SYSTEME GmbH
Postfach 90 09 41, 21049 Hamburg
Tel. (040) 767 319-0 . Fax (040) 767 319-60

Bestell-Nr. 80.892

Name: Muster Vorname: Maria Geb.: 1.01.1919 **PFLEGEANAMNESE AEDL** Jahr 2003 Nr. 01

LEGENDE
S = Selbständig; U = Unterstützung; TÜ = Teilweise Übernahme; VÜ = Vollständige Übernahme; B = Beaufsichtigung; A = Anleitung
Zutreffendes bitte ankreuzen

Dat.	**1. Kommunizieren** (Wahrnehmung der Sinne, hören, sehen, sprechen, fühlen, schmecken, riechen, tasten, Hilfsmittel)	Hdz.	S	U	TÜ	VÜ	B	A
16.8.	Hören – hört sehr schlecht, toleriert aber kein Hörgerät, sodass man sehr laut + deutlich sprechen muß			X				
	Sehen – Bew. ist Brillenträgerin, in Behandlung, kurzsichtig			X			X	
	Fühlen, riechen, schmecken – keine Beeinträchtigung feststellbar		X					
	Sprache – kann deutlich sprechen, lößt mit Hilfe Kreuzworträtsel, kann schlecht schreiben			X				
	Erinnerung – Störungen im Kurzzeitgedächtnis, Altgedächtnis intakt			X			X	
	Orientierung – zu Zeit, Raum und Person meist desorientiert, kann einige Pers. zuordnen (Töchter,					X		
	Bewustseinslage – klar Bezugspflegekraft)	Br.	X					
	2. Sich bewegen (Hilfsmittel, Bewegungseinschränkung, Bewegungsunfähigkeit, Motivation)							

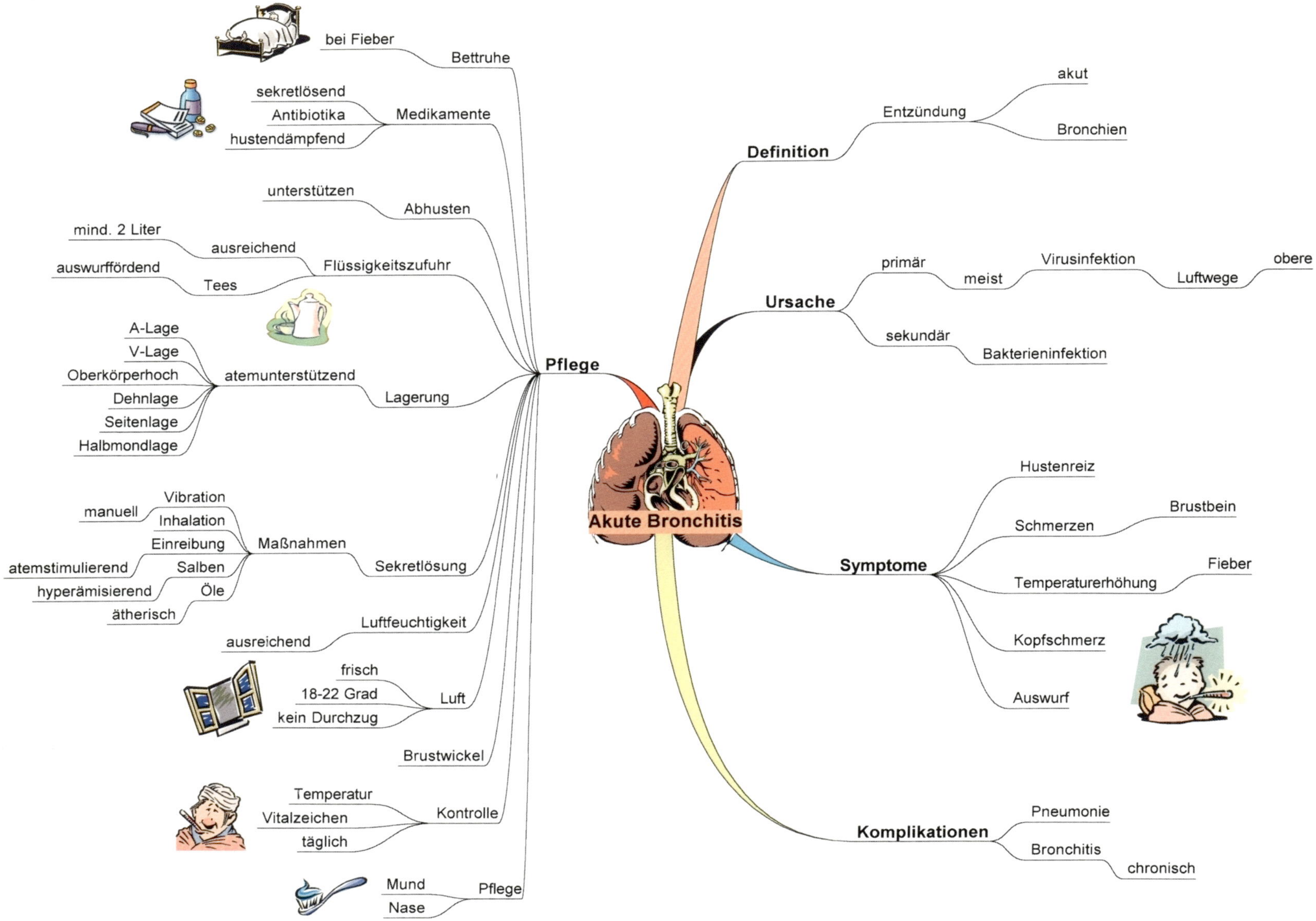

Krankheitsbilder

Die bei den alten Menschen auftretenden Krankheitsbilder erfordern spezielle Pflegemaßnahmen. Um diese sachgerecht sicherstellen, durchführen und überwachen zu können, ist Fachwissen über die Ursachen bzw. Risikofaktoren, Symptome und möglichen Komplikationen erforderlich. Beispielhaft finden Sie hier zwei typische Krankheitsbilder in Mind Map® Form.

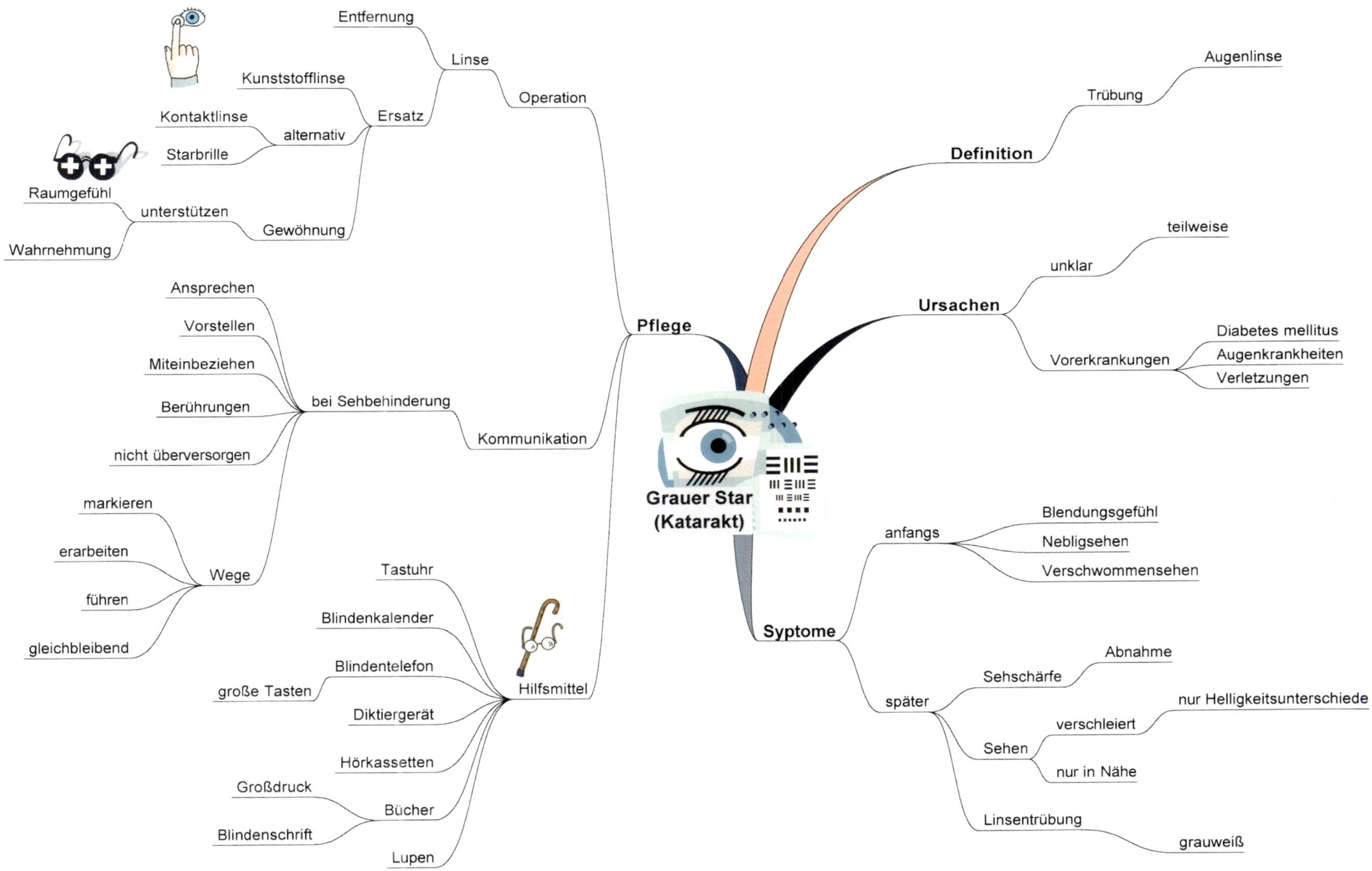

Die Mind Maps® eignen sich zur übersichtlichen Darstellung dieser Thematik. Sie können die Beispiele zum Lernen oder als kurze Erinnerungshilfe bei der täglichen Arbeit nutzen. Darüber hinaus können Sie die Darstellungen verwenden, um Betroffenen und Angehörigen die Definitionen der Krankheitsbilder sowie die erforderlichen Pflegemaßnahmen anschaulich näher zu bringen.

Soziale Betreuung und Therapie

Wegweiser

Mit der Struktur von Mind Maps® lassen sich auch hervorragend Wegweiser und Orientierungstafeln herstellen. Der fließende Aufbau der Mind Maps® mit seinen Verzweigungen eignet sich nicht nur ausgezeichnet, um wie im folgenden Beispiel die Räume einer Etage anzugeben, sondern ermöglicht es auch die Aktivitäten zu beschreiben, die in den jeweiligen Räumen stattfinden. Diese Verknüpfungen, im Zusammenhang mit Bildern und Symbolen, erleichtern es auch leicht demenzkranken Menschen

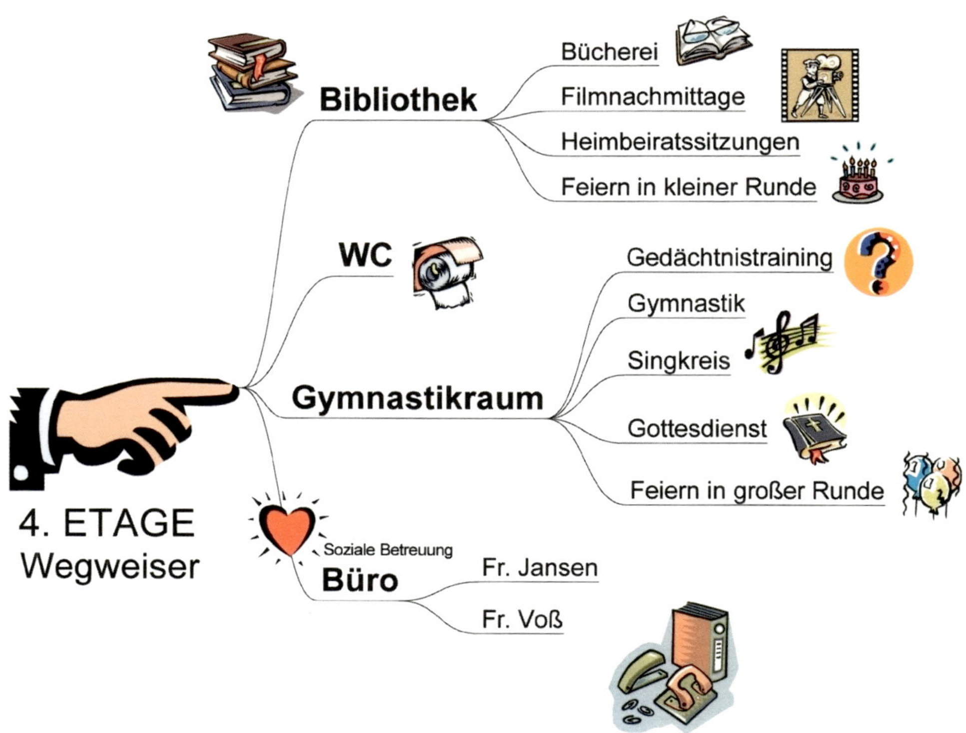

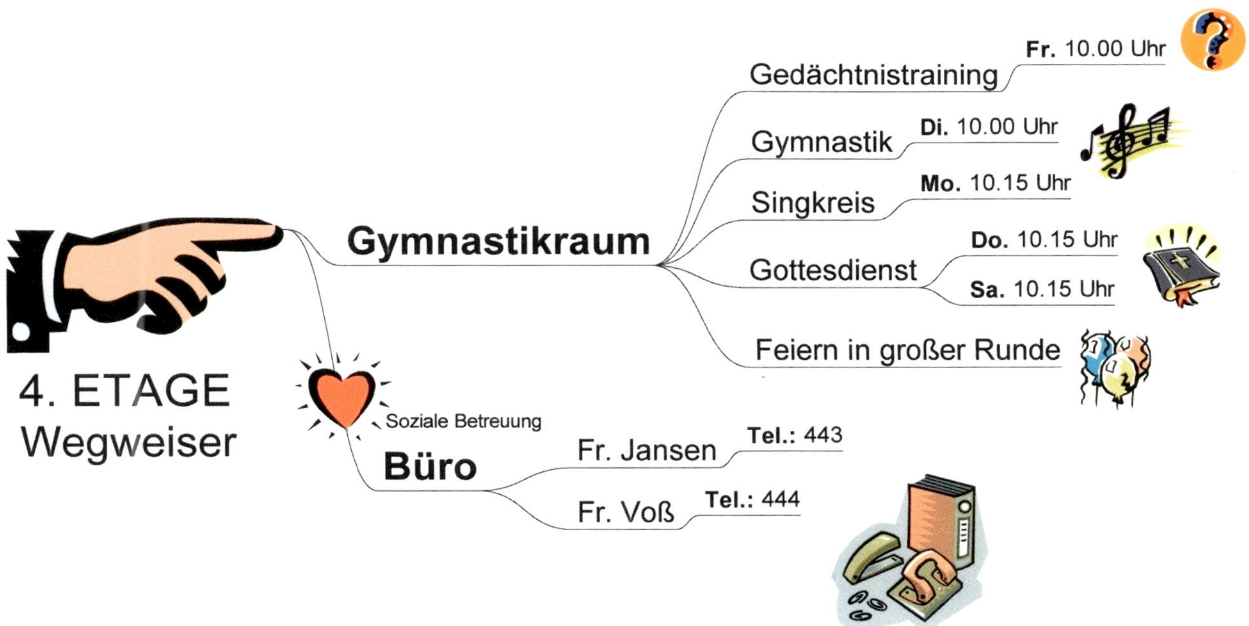

sich mit diesem Wegweiser zurecht zu finden. „Ich möchte zum Filmnachmittag, also muss ich in die Bibliothek auf der vierten Etage". Genauso leicht finden sich mit solchen Wegweisern Angehörige oder neue Mitarbeiter in Ihrer Einrichtung zurecht.
Sie können die Wegweiser im Eingangsbereich aufhängen und erleichtern so Ihren Besuchern die Orientierung. Probieren Sie es einfach einmal aus, Sie werden staunen, wie viele Angehörige aber auch Mitarbeiter vor dieser Art von Wegweisern stehen bleiben, um sich intensiv Ast für Ast Ihres Mind Maps® durchzulesen.

Sie können die Verzweigungen auch noch mit zusätzlichen Informationen bestücken und z. B. Öffnungszeiten oder Telefonnummern mit einbinden. Wie weit Sie in Ihren Ausführungen gehen möchten, liegt in Ihrer Hand.

Lassen Sie sich durch unsere Beispiele anregen und entwickeln Sie Ihre eigenen Wegweiser für einzelne Etagen Ihrer Einrichtung, die Cafeteria, den Garten, die Verwaltung oder wofür auch immer Sie es als hilfreich betrachten.

Mobiles Snoezelen

Seit Anfang der neunziger Jahre wird das Snoezelen als eine Methode zur Stimulierung der Sinne in immer mehr Alteneinrichtungen eingesetzt und auf die Bedürfnisse alter und insbesondere demenzkranker Menschen angepasst.
Manche stationären Einrichtungen verfügen über aufwändig gestaltete Snoezelräume mit einer „Vollausstattung", die bis hin zu Wasserbetten mit Resonanzböden zur Übertragung musikalischer Schwingungen reicht. Anderen Einrichtungen fehlen aber oftmals geeignete freie Räumlichkeiten oder auch die finanziellen Mittel, einen derartigen Raum auszustatten. Hier bietet sich ein mobiles Snoezelen an, mit dem wir sehr gute Erfahrungen gemacht haben.

Man stellt sich eine für den Einsatzbereich passende Snoezelausrüstung zusammen und legt oder montiert diese auf einen geeigneten Wagen (Küchenwagen, Aktenwagen, Gymnastikwagen usw.). Für den Anfang reicht eine kleine Ausstattung bestehend aus Fühlmaterialien, einem tragbaren Stereorekorder, einer Blubbersäule, einem Duftverbreiter und eventuell einem kleinen Farbprojektor.
Es ist nicht unbedingt notwendig, diese Utensilien im Therapiebedarf zu bestellen, da es sie mittlerweile in fast jedem Kaufhaus oder Baumarkt für einen Bruchteil des Preises zu kaufen gibt. Wenn man jedoch über die nötigen Mittel verfügt, kann man auch einen bereits fertig ausgestatteten Snoezelwagen im Fachhandel erwerben.

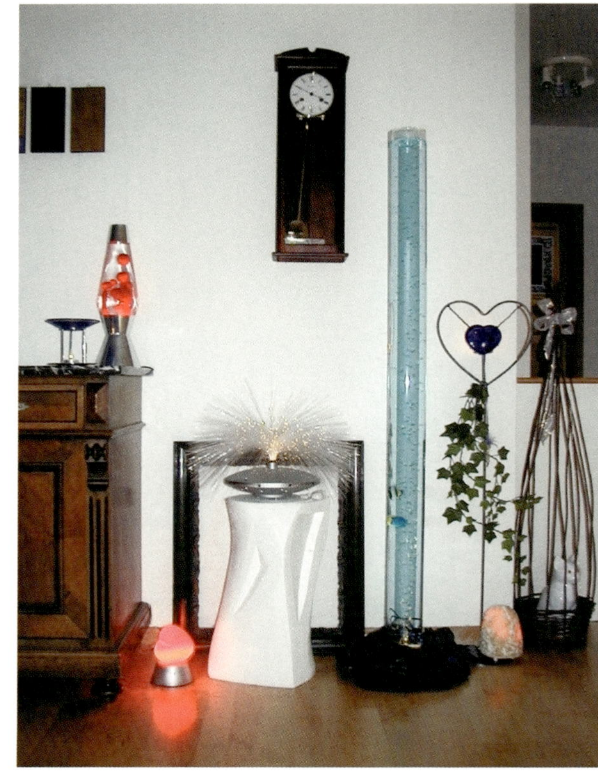

Hier noch ein kleiner Einblick in unsere persönliche Snoezelecke zu Hause.

Der größte Vorteil beim mobilen Snoezelen liegt in den flexiblen Einsatzmöglichkeiten. Innerhalb weniger Minuten können Sie fast jeden Raum in einen Snoezelraum verwandeln, egal ob es sich um ein Bewohnerzimmer, den Gymnastikraum oder einen Zwischengang handelt.
Beim Snoezelen gibt es nur wenig vorgegebene Regeln. Im Vordergrund steht das Wohlbefinden des Bewohners, Angehörigen oder Mitarbeiters. Jeder sollte so snoezelen, wie es ihm am besten gefällt.

Die Grundlagen des Snoezelen haben wir für Sie im folgenden Mind Map® zusammengefasst.

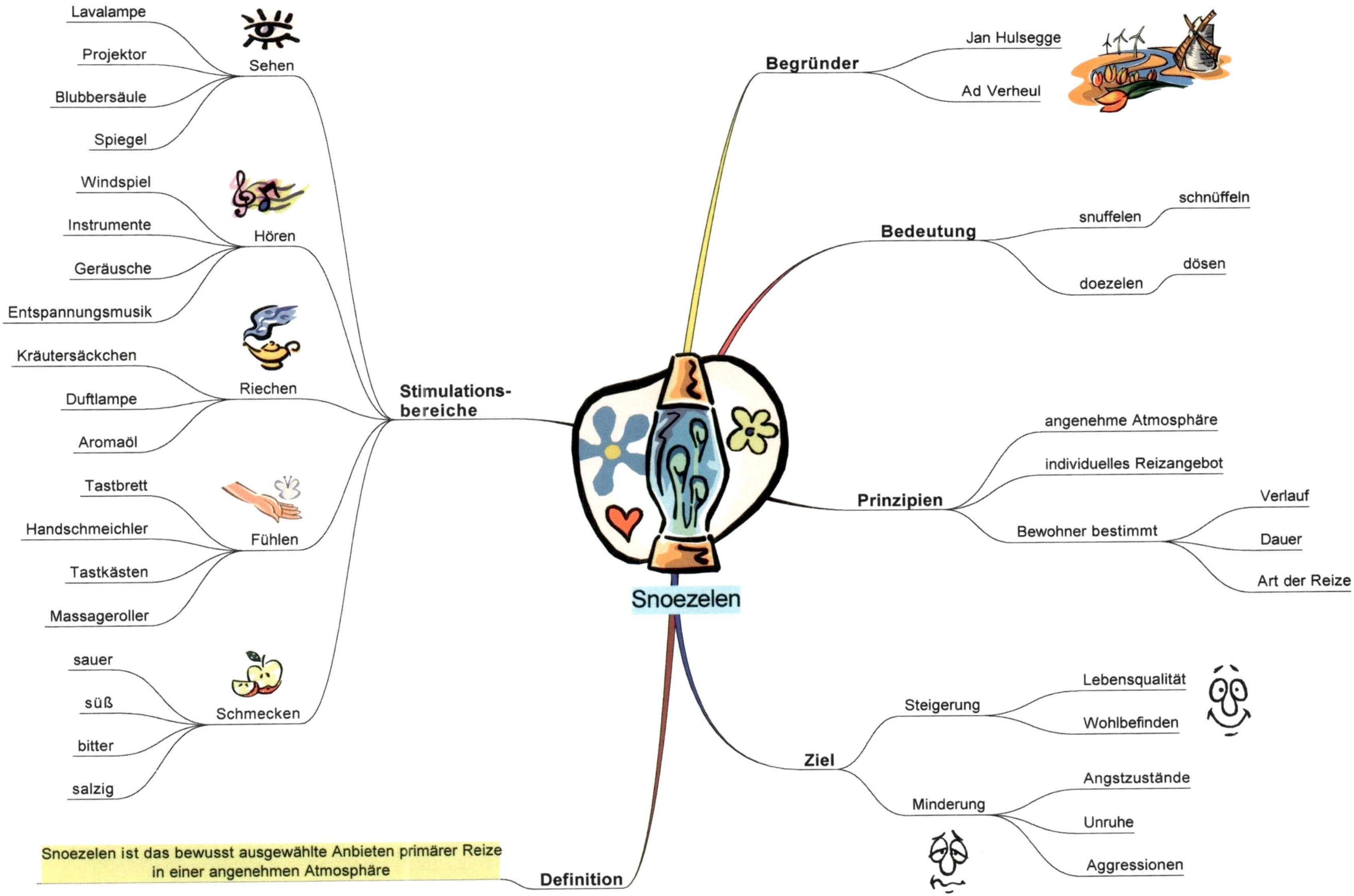
Snoezelen
Stimulations-
bereiche
Sehen
Lavalampe
Projektor
Blubbersäule
Spiegel
Hören
Windspiel
Instrumente
Geräusche
Entspannungsmusik
Riechen
Kräutersäckchen
Duftlampe
Aromaöl
Fühlen
Tastbrett
Handschmeichler
Tastkästen
Massageroller
Schmecken
sauer
süß
bitter
salzig
Definition
Snoezelen ist das bewusst ausgewählte Anbieten primärer Reize
in einer angenehmen Atmosphäre
Begründer
Jan Hulsegge
Ad Verheul
Bedeutung
snuffelen
schnüffeln
doezelen
dösen
Prinzipien
angenehme Atmosphäre
individuelles Reizangebot
Bewohner bestimmt
Verlauf
Dauer
Art der Reize
Ziel
Steigerung
Lebensqualität
Wohlbefinden
Minderung
Angstzustände
Unruhe
Aggressionen

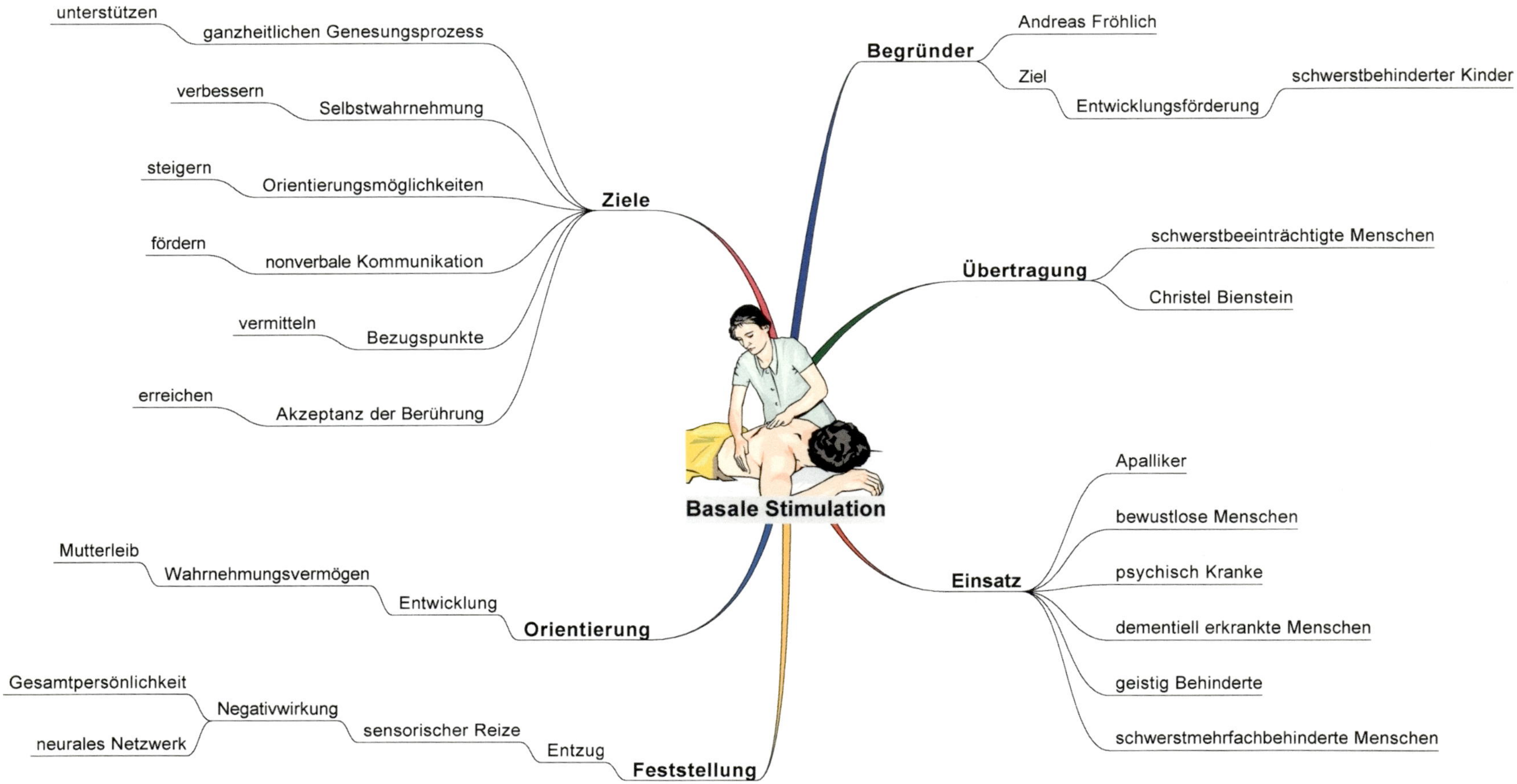

Basale Stimulation

Basale Stimulation bietet Ihnen ein umfassendes Konzept zur Vermittlung von körperlichen und sinnlichen Eindrücken und Erfahrungen bei schwerstbeeinträchtigten Menschen. Das obenstehende Mind Map® beschreibt die grundlegenden Inhalte des Konzepts.

Grundannahme der basalen Stimulation ist, dass der Entzug sensorischer Reize sich negativ auf die gesamte Persönlichkeit auswirkt. Durch verschiedenste Techniken und Stimulationsmöglichkeiten können Sie alle Wahrnehmungsbereiche anregen und somit aktivieren. Dies unterstützt die stimulierte Person bei der Selbstorganisation und Selbststabilisierung und aktiviert die Gehirntätigkeit in allen Bereichen.

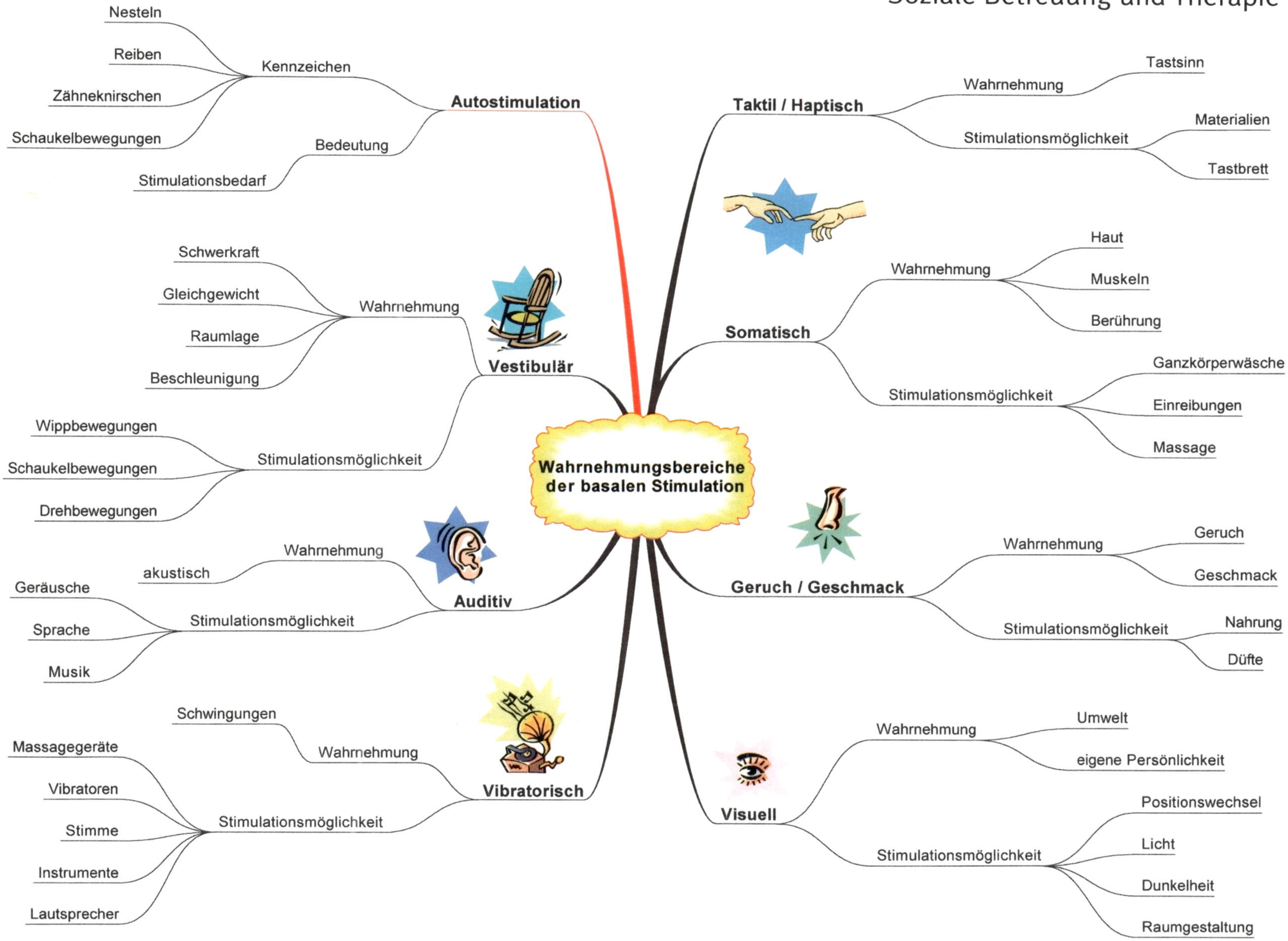
Wahrnehmungsbereiche der basalen Stimulation
Autostimulation
Kennzeichen
Nesteln
Reiben
Zähneknirschen
Schaukelbewegungen
Bedeutung
Stimulationsbedarf
Vestibulär
Wahrnehmung
Schwerkraft
Gleichgewicht
Raumlage
Beschleunigung
Stimulationsmöglichkeit
Wippbewegungen
Schaukelbewegungen
Drehbewegungen
Auditiv
Wahrnehmung
akustisch
Stimulationsmöglichkeit
Geräusche
Sprache
Musik
Vibratorisch
Wahrnehmung
Schwingungen
Stimulationsmöglichkeit
Massagegeräte
Vibratoren
Stimme
Instrumente
Lautsprecher
Taktil / Haptisch
Wahrnehmung
Tastsinn
Stimulationsmöglichkeit
Materialien
Tastbrett
Somatisch
Wahrnehmung
Haut
Muskeln
Berührung
Stimulationsmöglichkeit
Ganzkörperwäsche
Einreibungen
Massage
Geruch / Geschmack
Wahrnehmung
Geruch
Geschmack
Stimulationsmöglichkeit
Nahrung
Düfte
Visuell
Wahrnehmung
Umwelt
eigene Persönlichkeit
Stimulationsmöglichkeit
Positionswechsel
Licht
Dunkelheit
Raumgestaltung

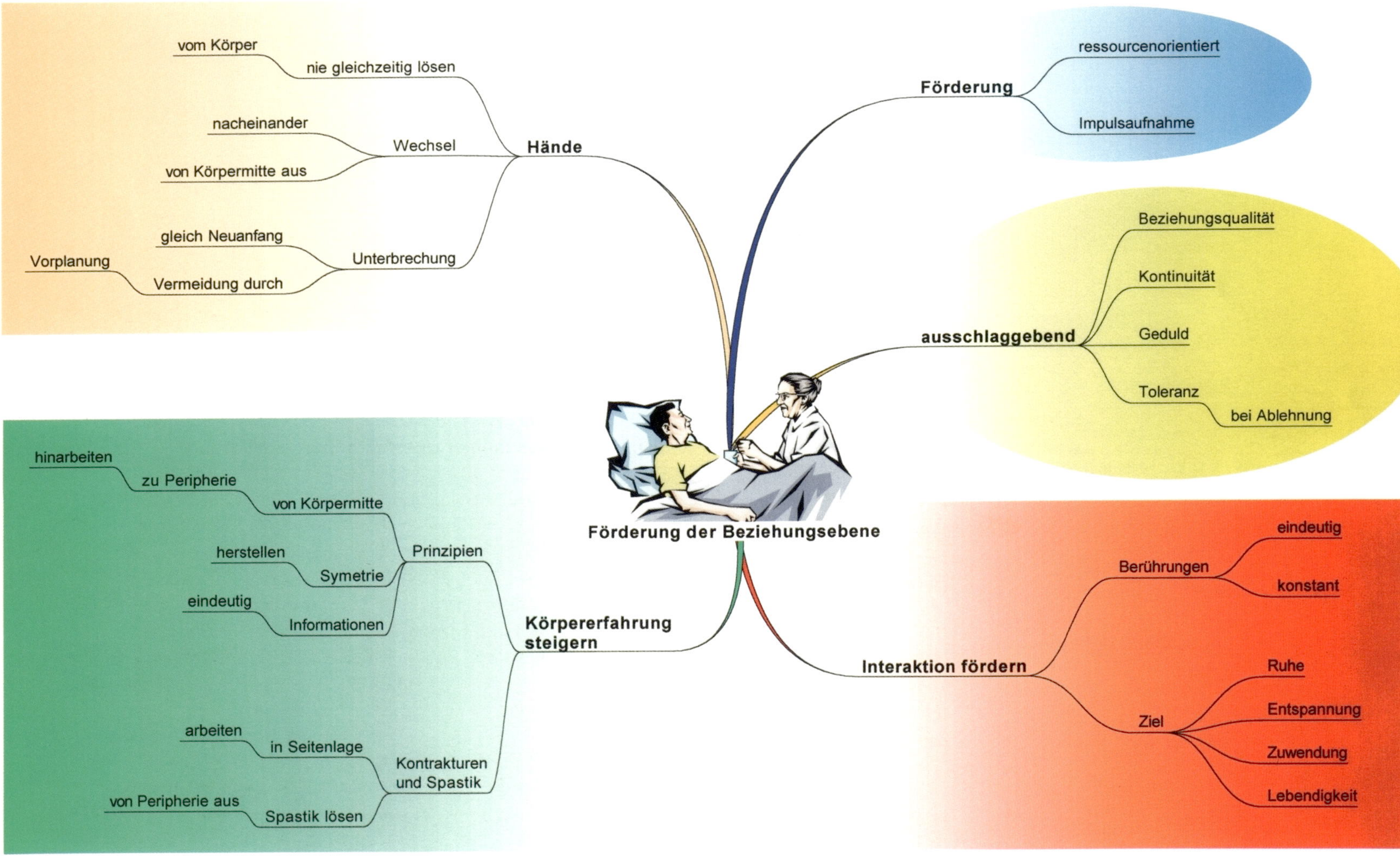

Zur Förderung der Beziehungsebene ist für wahrnehmungseingeschränkte Menschen Außenkontakt notwendig. Dieser muss im Rahmen individuell abgestimmter Maßnahmen erfolgen. Dieses Mind Map® erläutert Ihnen die Vorgehensweise.

Therapeutischer Tischbesuch (TTB)

Als ich Anfang der neunziger Jahre ein Praktikum in einem Altenheim absolvierte – ich befand mich in einer Zusatzausbildung zum Geronto-Sozialtherapeuten – hatte ich folgendes Schlüsselerlebnis. Ich kam mit meiner Anleiterin morgens in einen Wohnbereich. Die 25 Bewohner saßen in der Mitte des Aufenthaltsraumes an Tischen – teilweise dösend mit dem Kopf und Oberkörper auf dem Tisch aufgelegt – oder zusammengesunken auf kleinen Sofas am Rand des Raumes. Als wir den Raum betraten, rief meine Anleiterin im lauten Ton „Guten Morgen", ich tat es ihr gleich. Niemand rührte sich. „Du kannst hier machen, was du willst, du bekommst sowieso keine Antwort!", erklärte sie mir. Das Bild mit den dahindösenden alten Menschen ging mir nicht mehr aus dem Kopf.

Wieder zu Hause angekommen machte ich mir Gedanken, wie man die Bewohner aus dieser Lethargie befreien könnte. Zu diesem Zeitpunkt konnte ich bereits auf einiges therapeutisches Grundwissen zurückblicken. Im Studium hatte ich Gesprächstherapie nach Rogers erlernt, dazu kamen die Erkenntnisse der Multiplen Stimulation, die bereits in den achtziger Jahren von Hilarion Petzold entwickelt wurden. Schnell wurde mir bewusst, dass ein stärkerer Reiz als das bloße Grüßen notwendig war, um die Köpfe der Menschen wieder aufzurichten. Also nahm ich mir vor, ab sofort jeden Morgen den Aufenthaltsraum aufzusuchen und jeden Bewohner mit Handschlag und einer kurzen persönlichen Ansprache zu begrüßen.
Innerhalb der Gruppe befanden sich auch mehrere stark demenzkranke Menschen und eine Bewohnerin, deren eine Gesichtshälfte einem Krebsleiden zum Opfer gefallen war. Da ich bisher nur mit Jugendlichen und Kindern gearbeitet hatte, spürte ich eine große Unsicherheit mich auch diesen Personen zu nähern. Kurzerhand beschloss ich diese aus meiner Unerfahrenheit herrührende Berührungsangst durch ein systematisches Vorgehen zu überbrücken. So begann ich meine Begrüßungsrunden in der linken Ecke des Raumes und arbeitete mich langsam voran, bis ich alle Bewohner ohne Ausnahme begrüßt hatte. Bereits nach ein paar Tagen wurden einige Bewohner deutlich munterer. Und wieder stieß ich an meine Grenzen, da ich manchmal nicht wusste, worüber ich mit den hochbetagten Menschen kommunizieren sollte.
Glücklicherweise hatten wir innerhalb der Fortbildung die Grundlagen der multiplen Stimulierung bereits durchgenommen. Der Begründer dieser Methode geht davon aus, dass der Mensch über ein holografisches Leibgedächtnis verfügt, welches über ein Intermediärobjekt aktiviert werden kann. So kann man beispielsweise einem demenzkranken Menschen einen Tannenzapfen in die Hand geben und aus seinem Leibgedächtnis heraus entsteht vor seinem inneren Auge ein Wald. Über diese

Erinnerung wird die anschließende Kommunikation aufgebaut.

Mit diesem Wissen ausgestattet, fing ich an auf dem Weg zur Arbeit Eicheln, Kastanien und einige besonders schöne Blätter aufzusammeln und diese als Intermediärobjekte in meine Begrüßungsrunde einzubringen. Der Erfolg, den ich damit erzielte, machte mich mutiger. Wenn ich auf dem Arbeitsweg nichts Geeignetes fand, benutzte ich zum Beispiel einfach meinen Schlüsselbund und ließ die Bewohner die einzelnen Schlüssel betasten oder hielt den Damen meine Wange hin, um meinen Dreitagebart zu präsentieren, der sich wie Schmirgelpapier anfühlte. Ich stellte auch fest, dass ich mich, um die stärker demenzkranken Menschen erreichen zu können, mit ihnen auf eine Ebene begeben musste. So setzte ich mich meist unmittelbar vor ihnen in die Hocke und begann den Kontakt langsam über das Halten und Streicheln der Hände aufzubauen. Das kommende Wochenende nutzte ich dazu, auf dem Speicher Dinge zusammenzusuchen, die mir für meine Tischbesuche geeignet schienen. Von der alten Suppenkelle über ausgediente Babywäsche und Wollreste sackte ich alles Brauchbare ein.

Es dauerte keine zwei Wochen und mir bot sich morgens folgendes Bild. Kaum, dass ich den Aufenthaltsraum betrat, riefen mir die ersten Bewohner ein fröhliches „Guten Morgen“ zu. Die Bewohner, die weiter weg saßen, winkten eifrig. Alle Köpfe waren oben und blickten mich erwartungsvoll an.
Es gab niemanden, der über diesen Erfolg mehr überrascht war, als ich selbst. Was mich besonders erstaunte, war die Tatsache, dass ich, da ich morgens nur eine sehr begrenzte Zeit zur Verfügung hatte, für jeden der 25 Bewohner durchschnittlich nur zwei Minuten eingesetzt hatte. Daraus konnte ich ableiten, dass nicht die Dauer der Aktivierung entscheiden war, sondern die Intensität, die Individualität, die systematische Vorgehensweise und die Stetigkeit der Ausführung.
Als ich 1990 zum Ende meiner Ausbildung zum Geronto-Sozialtherapeuten das Thema meiner Abschlussarbeit auswählte, beschloss ich meine im Praktikum gewonnenen Erkenntnisse zu einer kleinen therapeutischen Methode zusammenzufassen. Da es mir immer vorkam, als würde ich die Menschen in ihrer Welt besuchen, wählte ich als Überschrift für meiner Abschlussarbeit den Titel „Der therapeutische Tischbesuch (TTB)“.
Sehr erfreut war ich, als ich 1997 ein sehr liebevoll gemachtes Buch des Vincentz Verlages entdeckte, in dem Ute Schmidt-Hackenberg unter dem Titel „Wahrnehmen und Motivieren“ die von ihr entwickelte „10-Minuten-Aktivierung für die Begleitung Hochbetagter“ beschreibt.
Was mich wieder einmal darin bestätigt hat, dass wenn man sich ernsthaft damit beschäftigt alte Menschen zu verstehen und sie mit Wertschätzung zu begleiten, man zwangsläufig zu ähnlichen Ergebnissen und Methoden kommt.

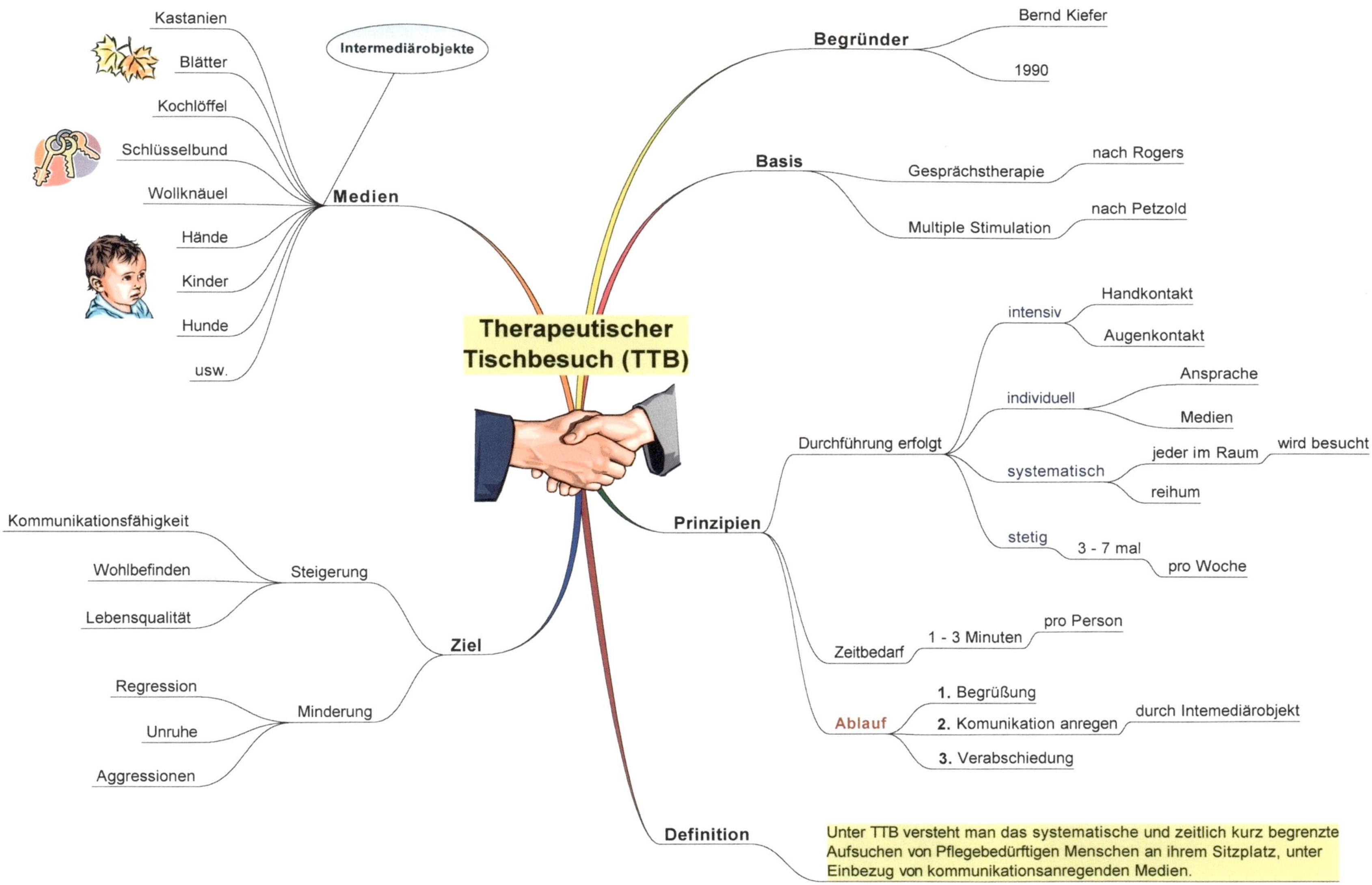

Wenn Sie Ideen haben, wie Sie das Wohlbefinden der pflegebedürftigen Menschen steigern können, legen Sie sich dazu ein Mind Map® an. Immer wenn Sie wieder neue Erkenntnisse gewonnen haben, ergänzen Sie Ihr Mind Map®, bis sich daraus eine nachvollziehbare Methode entwickelt, die Sie dann auch an andere weitergeben können. So profitieren Bewohner und Mitarbeiter gleichermaßen von Ihren Erfahrungen und Ideen.

Praxis 4

Validierender Umgang

Seit wir die Möglichkeit hatten, die Methode der Validation Anfang der neunziger Jahre direkt bei der Begründerin Naomi Feil zu erlernen, nutzen wir diese Vorgehensweise regelmäßig erfolgreich zur Kommunikation mit demenzkranken Menschen. Diese therapeutische Kommunikationsmethode des validierenden (validieren, d. h. anerkennen, wertschätzen) Umgangs wurde in Amerika entwickelt und zeigt Wege, den demenzkranken alten Menschen ernst zu nehmen, ihn zu akzeptieren und in seine innere Erlebniswelt vorzudringen.
Durch das verstehende Einfühlen des Betreuers in die einmalige Welt und Persönlichkeit des alten Menschen erlebt dieser das Gefühl des Geliebt- und Nützlichseins sowie die Würdigung seiner Selbst als Person. Stress und Unsicherheit werden reduziert. So gewinnen das Leben der alten Menschen und auch die Arbeit der Betreuenden an Qualität und Bedeutung.

Der von einer Demenz betroffene Mensch leidet unter dem Verlust von Kompetenzen und Gedächtnisleistung. Der Zugriff auf Bereiche des Gedächtnisses kann erschwert werden oder völlig verloren gehen, die eigene Biografie wird zum Teil vergessen. So kann sich z. B. eine Ehefrau nicht mehr an die Zeit ihres Ehelebens erinnern und stellt sich mit dem Mädchennamen vor. Auch alltagsrelevante Tätigkeiten, wie das Schmieren eines Butterbrotes oder die Körperpflege, können oftmals nicht mehr ohne Anleitung ausgeführt werden.
Im Bereich der sinnlichen und gefühlsmäßigen Wahrnehmung jedoch verfügen die Betroffenen noch über gute Möglichkeiten der Kontaktaufnahme. Gerade dieses wird durch den validierenden Umgang gefördert. Es geht nicht darum, den demenzkranken Menschen an unsere Realität anzupassen und so ständig auf seine Defizite aufmerksam zu machen, sondern einen Weg aufzuzeigen, den Menschen ernst zu nehmen und ihn zu akzeptieren. Dies wird zum einen ermöglicht durch eine einfühlende und wertschätzende Haltung im Arbeitsalltag, zum anderen durch eine gezielte Nutzung verbaler und nonverbaler Techniken, die eine förderliche Kommunikation ermöglichen.
Dazu gehören Fragetechniken, bei denen es nicht darum geht, das Verhalten und die Äußerungen der alten Menschen durch Fragen nach dem „Warum“ zu analysieren oder zu bewerten, sondern zu verstehen, was den Menschen bewegt. Auf Anschuldigungen wie „Sie stehlen meine Sachen!“ können Sie mit Fragen nach dem „Wer, Was, Wann, Wo“ reagieren. Als Beispiel: „Was ist verschwunden?“, „Wo hat es gelegen?“, „Wann ist es passiert?“. So geben Sie dem Gegenüber die Möglichkeit, das Problem zu schildern.

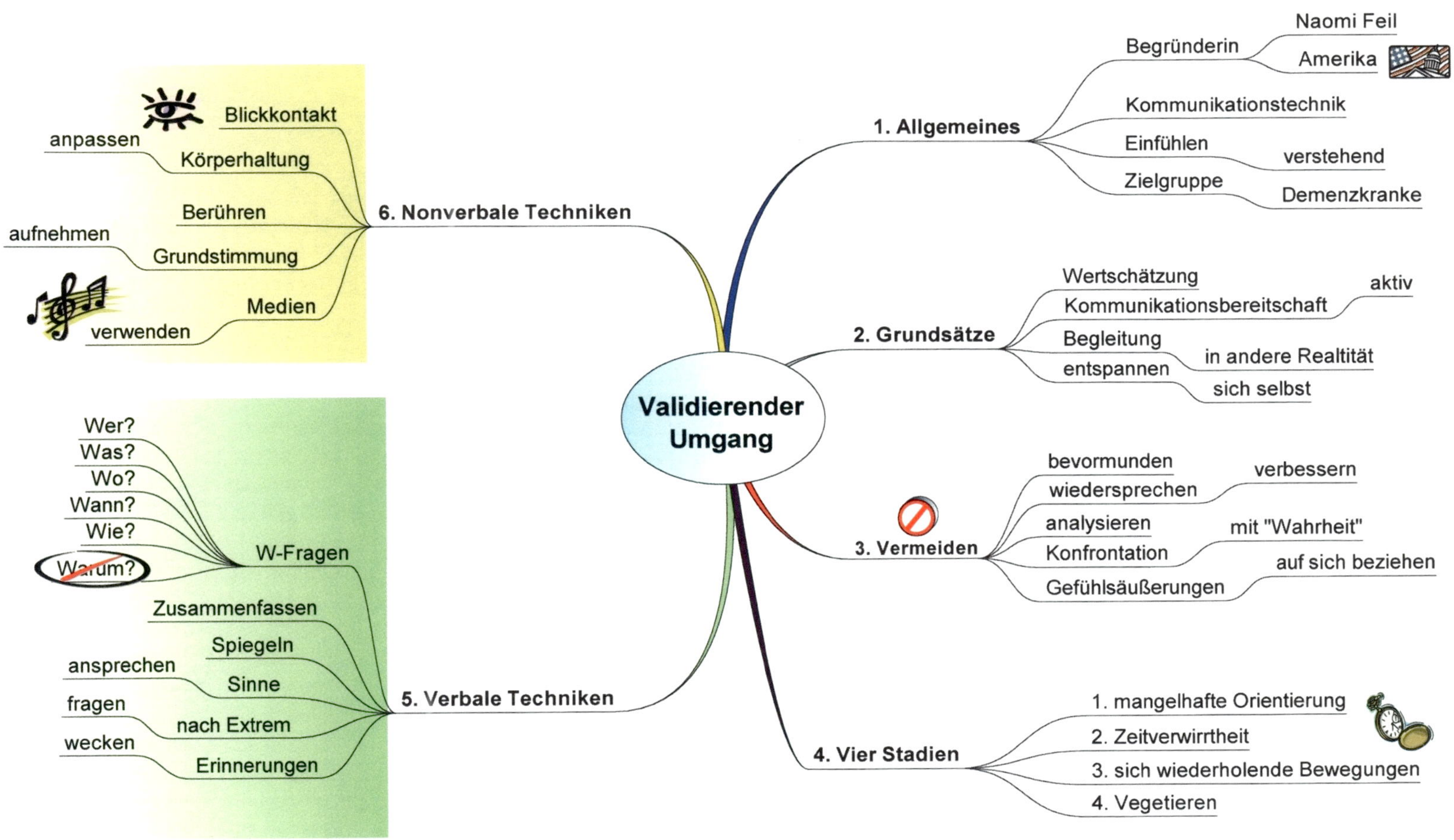

Besonders hilfreich sind Fragen nach dem Extrem und die Darstellung des Gegenteils, ebenso Fragen nach Lösungsmöglichkeiten in der Vergangenheit. Auf die Klage „Ich bin so allein!“ können Sie eingehen mit Fragen wie: „Wann ist es am schlimmsten?“, „Wann fühlen Sie sich nicht allein?“, „Was haben Sie früher getan, wenn Sie sich allein gefühlt haben?“. Viele können diese Kurzfragen beantworten, die das Problem eingrenzen und sich so selbst Veränderungsmöglichkeiten aufzeigen.

Zu den nonverbalen Techniken zählt das Winken, das selbst über weite Distanz Kontaktaufnahme ermöglicht, ebenso wie intensiver Blickkontakt, den insbesondere demenzkranke Menschen sehr lange halten und genießen können. Berührung und körperliche Stimulation werden bewusst und dosiert angewendet und müssen sowohl für den alten Menschen wie auch für die Betreuungsperson stimmig sein. Ebenso tragen Kenntnisse über die Biografie des Menschen, gekoppelt mit Wissen über geschichtliche Ereignisse und den Alltag zur Jahrhundertwende, zum Verständnis und zur Verbesserung der Kommunikation bei.

Die Verwendung der Techniken ist abhängig vom Stadium der Desorientierung, in dem sich der alte Mensch befindet. Die von Naomi Feil entwickelte Stadieneinteilung beschreibt physische und psychologische Charaktereigenschaften und den damit verbundenen Rückzug aus der Realität. Je nach Tagesform kann sich ein demenzkranker Mensch nacheinander in verschiedenen der vier Stadien befinden. So ist es bei jedem Kontakt für Sie wieder notwendig das Stadium zu erkennen, in dem sich der demenzkranke Mensch befindet und den Umgang entsprechend zu gestalten.

Die Methode des validierenden Umgangs ist weder ein Allheilmittel noch eine grundsätzlich neue Therapieform, sondern nutzt z. B. Methoden der Gesprächstherapie nach Rogers, der Neuro Linguistischen Programmierung (NLP), der humanistischen und analytischen Psychologie sowie der Sozialtherapie. Aber gerade die Zusammenstellung erprobter, auf den alten Menschen abgestimmter Techniken macht Validation in der Praxis so erfolgreich. So gibt sie Ihnen z. B. die Möglichkeit mit der alten Dame, die im Altenheim im Glauben lebt sie müsste nach Hause, um ihre kleinen Kinder zu versorgen, ein Gespräch über ihre Wünsche, Gefühle und Ängste zu führen und sie in ihrer Erinnerung zu begleiten. Die alte Dame erlebt, dass ihr jemand zuhört und sie versteht und wird die Möglichkeit zur Kommunikation nutzen und so Unruhe und Hilflosigkeit abbauen.

Die Technik des validierenden Umgangs ist eine Kombination von therapeutischen Werkzeugen, die sich an den wirklichen Bedürfnissen der Menschen orientiert und im Alltag sowie in der therapeutischen Praxis neue Wege aufzeigen kann. Wege, die gemeinsam gegangen aus Isolation und Unverständnis herausführen und so dem demenzkranken Menschen die Möglichkeit geben, kommunikativ am Leben teilzuhaben.

Dementia Care Mapping (DCM)

Dementia Care Mapping ist eine von Tom Kitwood und Kathleen Bredin in Großbritannien entwickelte empirische Methode, die durch teilnehmende Beobachtung die Qualität der Pflege und Betreuung demenzkranker Menschen in stationären Einrichtungen beschreibt und den Pflegeteams Impulse zur Verbesserung gibt.

Das Bewertungssystem basiert auf einem personenzentrierten Ansatz. Dieser beinhaltet, dass es zur Aufgabe der Betreuenden gehört, durch positive Personenarbeit und Wertschätzung die elementaren Bedürfnisse demenzkranker Menschen nach Liebe, Trost, Bindung, Identität, Einbezug in die soziale Umwelt und Beschäftigung zu stillen.

Zum besseren Verständnis erläutern wir im folgenden Mind Map® einige Begriffe aus dem Alltag, die im Zusammenhang mit der DCM-Methode eine spezifische Bedeutung haben und stellen Ihnen die wichtigsten Fachbegriffe sowie Abkürzungen der Methode vor.

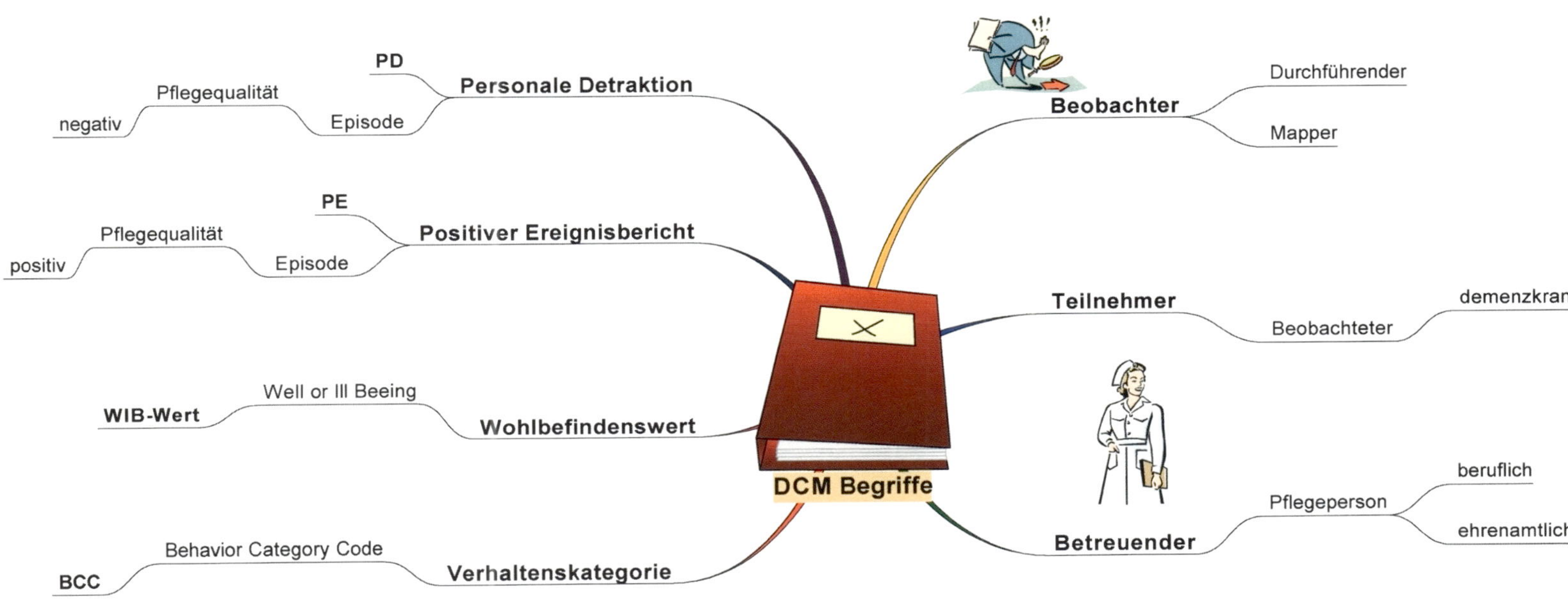

Wie wird die Methode durchgeführt?
Der Mapper (Beobachter) beobachtet über eine Zeitdauer von mindestens sechs Stunden vier bis acht demenzkranke Menschen im Aufenthaltsraum oder einem anderen öffentlichen Bereich der Einrichtung. Seine Beobachtungen kodiert der Mapper nach vorgegebenen Richtlinien mit Buchstaben (BCC) und Zahlenwerten (WIB-Wert) und notiert diese Werte in Zeitabständen von jeweils fünf Minuten in einem Raster. Zusätzlich zu den Werten notiert der Mapper auch positive und negative Interaktionen des Pflegepersonals, dies sind zum einen positive Ereignisberichte (PE's) mit Episoden guter Pflegepraxis und zum anderen personale Detraktionen (PD's) mit Vorkommnissen negativer, herabwürdigender Pflege- und Betreuungstätigkeiten.
Nach Abschluss der Beobachtung und Auswertung der Daten gibt der Mapper seine Beobachtungen in Form eines Feedbackgesprächs an das Pflegeteam weiter und entwickelt mit dem Team Strategien und Maßnahmen zur Verbesserung der Pflegequalität im individuellen Einzelfall. Das Mapping wird nach drei bis vier Monaten wiederholt und die Ergebnisse verglichen.
Die qualifizierte Durchführung der Methode erfordert die Teilnahme an mehrtägigen Seminaren, die vom Basisanwender bis zum Trainer qualifizieren. Anwender und Trainer werden bei der Universität Bradford in Großbritannien registriert, in Deutschland können Sie sich über das Meinwerk-Institut in Paderborn qualifizieren und registrieren lassen.

Für qualifizierte Anwender und Trainer oder wenn Sie die Methode im Seminar erlernen möchten, sind die folgenden Mind Maps® gedacht. Eine Vielzahl von Regeln und Kodes müssen während der Durchführung der DCM-Methode beachtet werden. Die Mind Maps® stellen einen Teil dieser Regeln und Elemente in übersichtlicher Form dar und unterstützen Sie beim Erlernen der Begriffe und während der Durchführung der Methode.

Die Grundlage der Kodierung stellen die im nächsten Mind Map® dargestellten Verhaltenskategorien (BCC) dar.
Diese Kategorien werden in verschiedene Typen unterteilt. Zum Typ 1 gehören die grün markierten Begriffe. Typ 1 Kategorien beinhalten Potential für positive Interaktionen und können so unterstützend für die Person wirken. Die rot markierten Kategorien gehören zum Typ 2 und besitzen kein offensichtliches Potential für positive Interaktionen.
Ausnahmen bilden die Kategorien K und N, die orange und schwarz gekennzeichnet sind.
In der Regel kann für alle Verhaltenskategorien ein WIB-Wert von +5 bis -5 vergeben werden, dieser Wert beschreibt das Wohlergehen der beobachteten Person. Bei einigen Verhaltenskategorien können nur positive bzw. negative Werte kodiert werden. Diese Ausnahmeregeln sind im Mind Map® vermerkt.

Bei einigen Kategorien vermindert sich der WIB-Wert in bestimmten Zeitabständen, dies beschreibt die Degenerationsregel. Die Verhaltenskategorien, auf die diese Regel anwendbar ist, sind mit einem D gekennzeichnet.

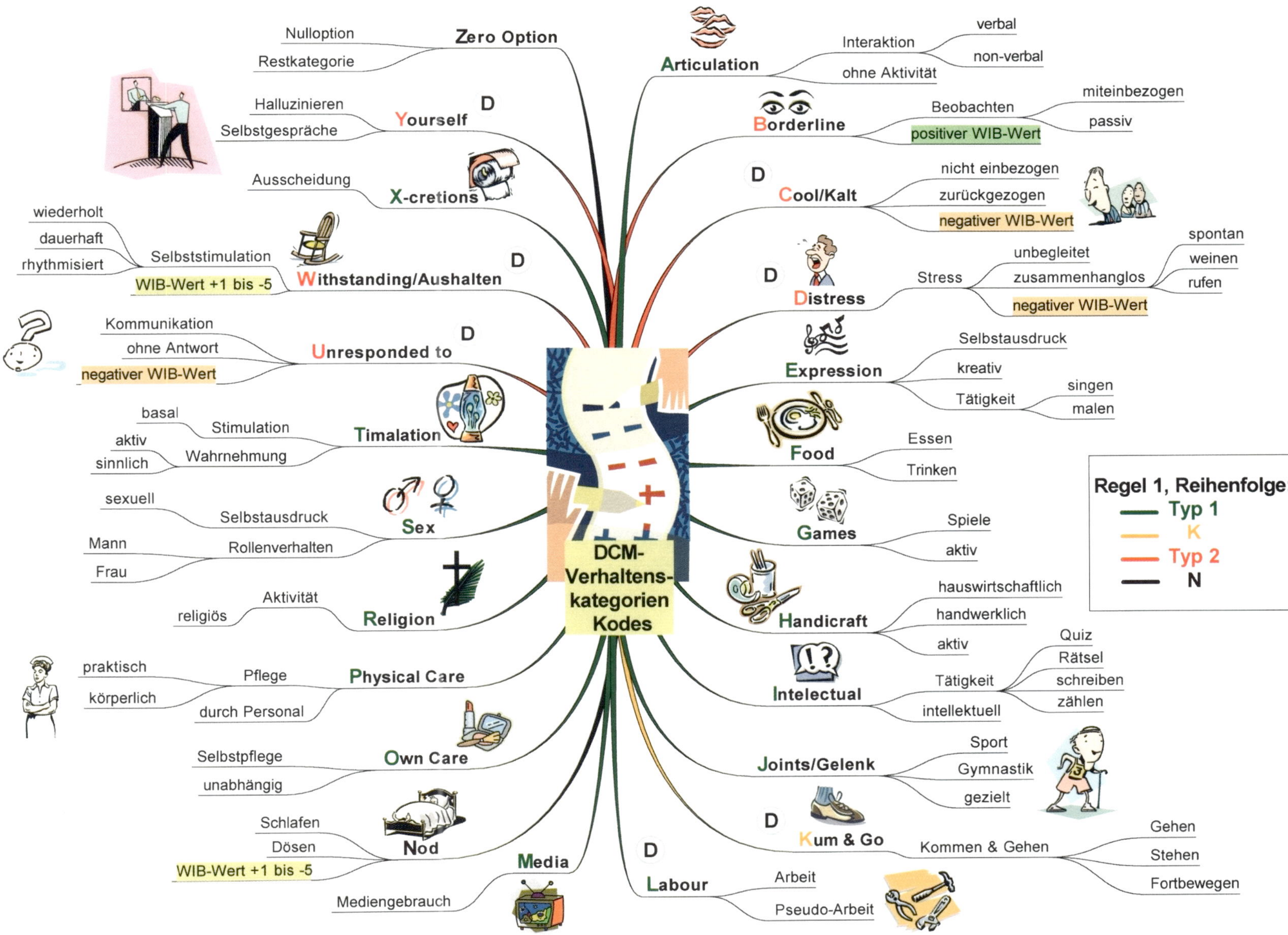

Die Kodierung der Verhaltenskategorien und WIB-Werte erfolgt nach Regeln, die die Reihenfolge und das Verhältnis der einzelnen Kategorien zueinander betreffen. Das Mind Map® auf der nächsten Seite gibt Ihnen einen Überblick über die Vielzahl der Regeln.

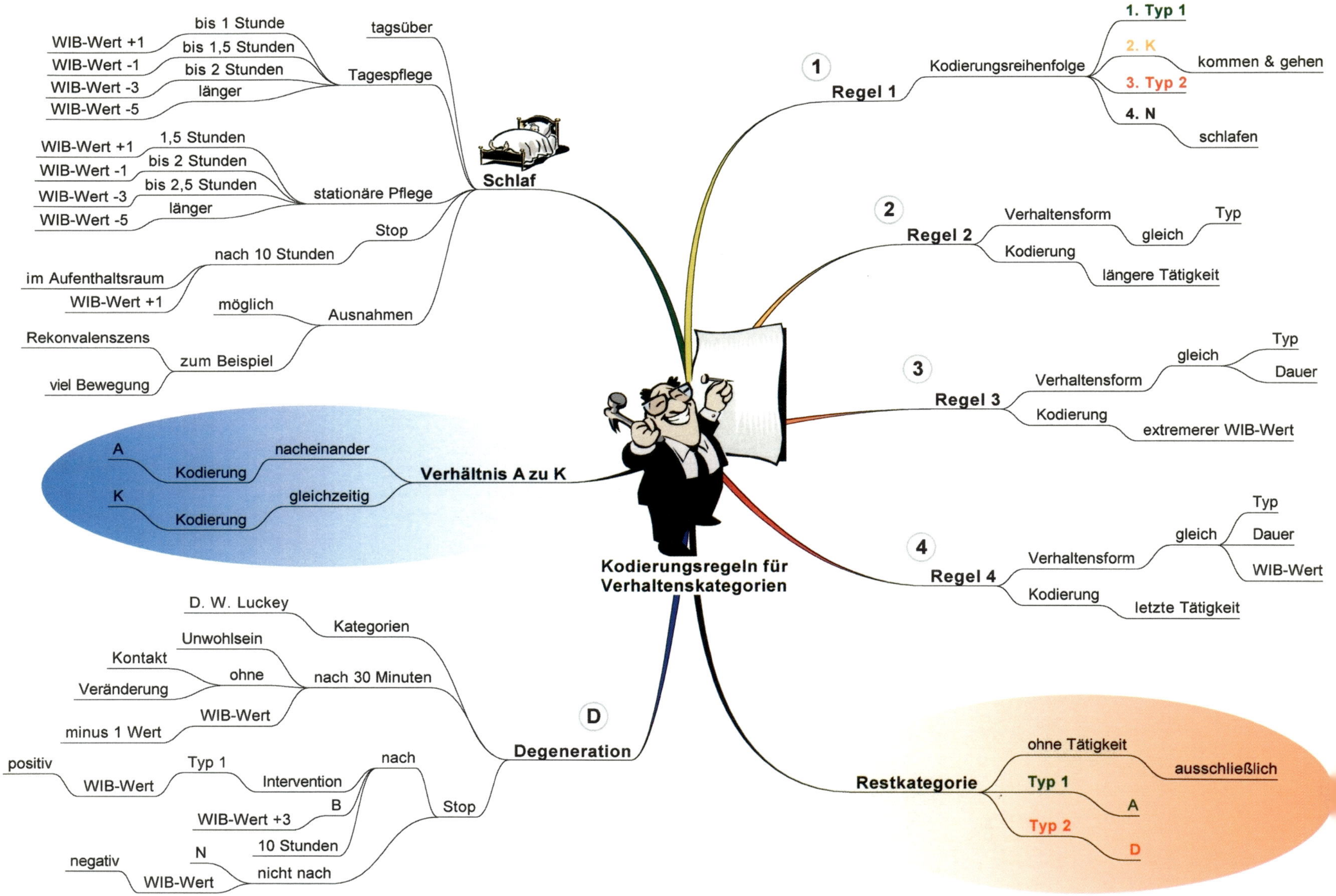

Ergänzend zu den Verhaltenskategorien werden Verhaltensweisen der Mitarbeiter kodiert. Dies betrifft zum einen die personalen Detraktionen (PD's), bestehend aus siebzehn Teilaspekten ungeeigneter Pflege- und Betreuungstätigkeiten, die negative oder depersonalisierende Botschaften beinhalten. Zur Kodierung der PD's werden verschiedene Schärfegrade genutzt: mild, mäßig, schwer und sehr schwer.

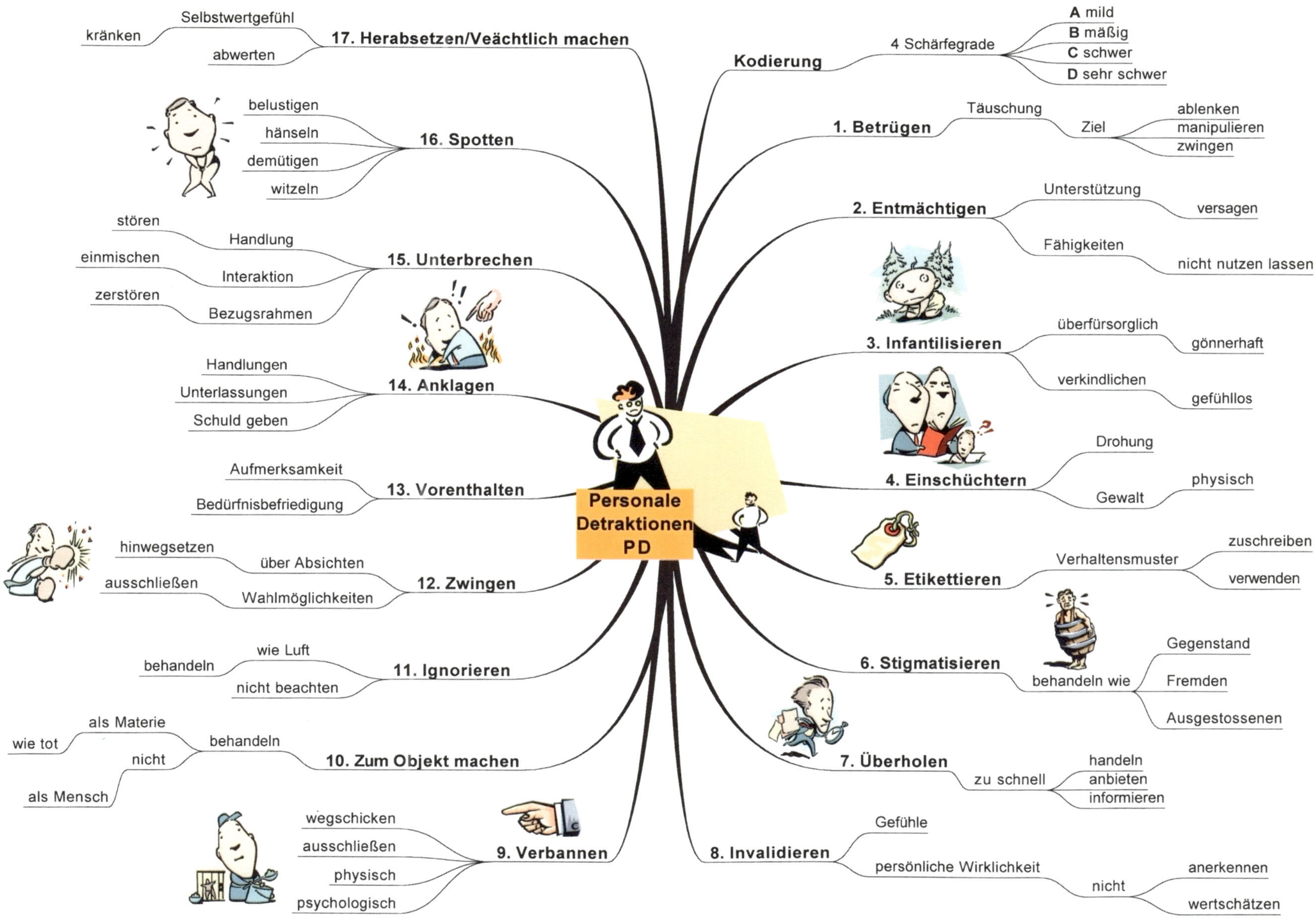

Diese negativen Handlungsweisen der Mitarbeiter entspringen nur selten dem absichtlichen Versuch demenzkranke Menschen zu kränken. Da aber demenzkranke Menschen diese abwertenden Botschaften, insbesondere auf der nonverbalen Ebene, sehr wohl verstehen und begreifen können, ist es ein Ziel des DCM an der Beseitigung dieser Botschaften zu arbeiten.

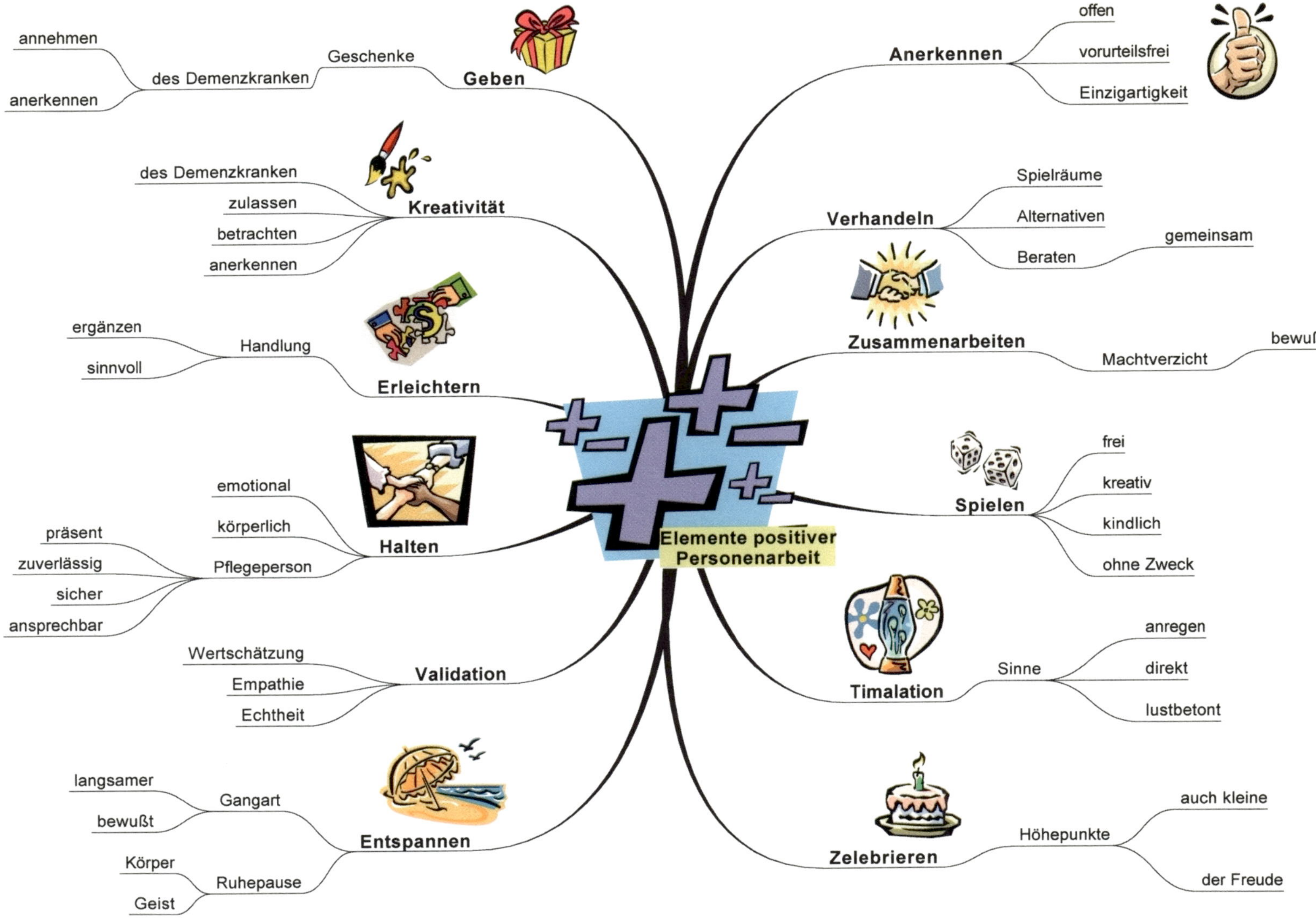

Andererseits werden auch Episoden guter Pflegepraxis durch die positiven Ereignisberichte (PE's) festgehalten. Diese Ereignisse werden nicht mit Nummern und Buchstaben kodiert, sondern in Berichtform festgehalten. Positive Ereignisberichte können sich auf diese Interaktionen beziehen.

Es lohnt sich die Methode des Dementia Care Mapping zu erlernen und in Einrichtungen der stationären Altenpflege anzuwenden, da Sie die Bemühungen um Qualitätssicherung mit dieser Methode für den einzelnen demenzkranken Bewohner spürbar machen und genau auf seine Bedürfnisse abstimmen können.

Entspannungsübung

Auch Anleitungen jeglicher Art lassen sich in einem Mind Map® übersichtlich darstellen. Wir stellen Ihnen im nächsten Mind Map® die Anleitung für eine Entspannungsübung in Form einer Selbstmassage im Gesicht vor.
Diese chinesische Druckpunktmassage wirkt gegen Verspannungen und trägt zur Förderung der Konzentrationsfähigkeit bei. Wir nutzen diese Entspannungsübung seit vielen Jahren in unseren Seminaren und Fortbildungsangeboten. Untermalt von meditativer Musik leiten wir die Teilnehmer zur Durchführung der Übungen an. Diese sitzen dabei in einer ihnen angenehmen Position auf einem Stuhl. Wir führen die einzelnen Übungen bei gleichzeitiger Erklärung an uns selbst vor. Nachdem die Teilnehmer die Übung gesehen und mit der Umsetzung begonnen haben, werden die Augen während der Ausführung geschlossen. Auch leicht demenzkranke Menschen können auf diese Weise zur Durchführung dieser Entspannungstechnik angeleitet werden. Zur Durchführung der gesamten Übungen sollte man je nach Ausdehnung der Einheiten zehn bis zwanzig Minuten Zeit einplanen. Zwischen den einzelnen Übungen empfiehlt es sich durch kreisende Bewegungen die Schultern etwas zu lockern.

Sie können diese Übung oder Teile davon auch bei sich selbst anwenden, wenn Sie sich müde oder angespannt fühlen. Nach der Durchführung werden Ihre Gedanken klarer fließen und Sie fühlen sich entspannter. Natürlich können Sie die erläuterten Techniken auch zur Massage Ihres Partners oder einer anderen Ihnen vertrauten Person verwenden.

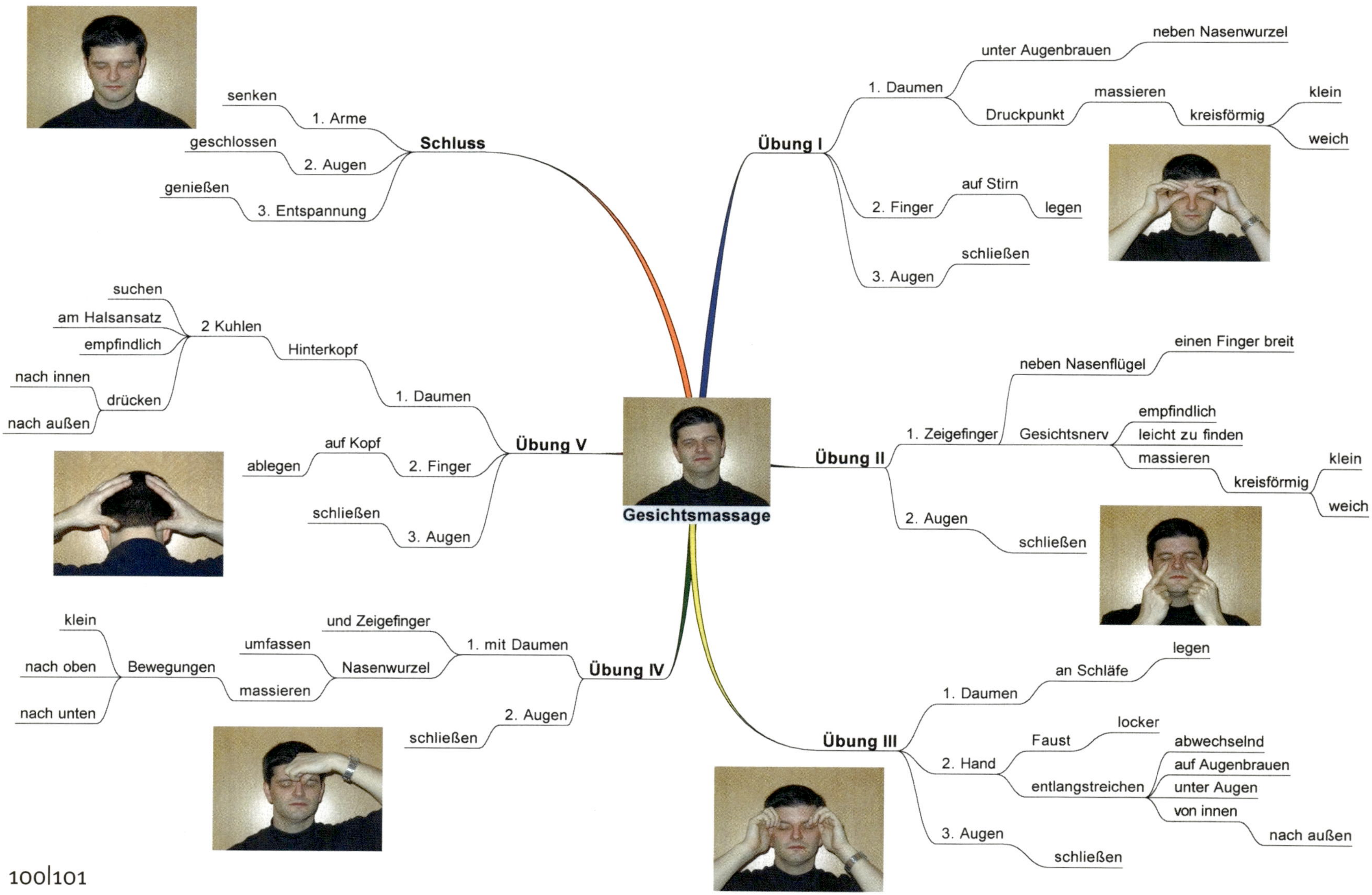
Gesichtsmassage
Übung I
1. Daumen
unter Augenbrauen
neben Nasenwurzel
Druckpunkt
massieren
kreisförmig
klein
weich
2. Finger
auf Stirn
legen
3. Augen
schließen
Übung II
1. Zeigefinger
neben Nasenflügel
einen Finger breit
Gesichtsnerv
empfindlich
leicht zu finden
massieren
kreisförmig
klein
weich
2. Augen
schließen
Übung III
1. Daumen
an Schläfe
legen
2. Hand
Faust
locker
entlangstreichen
abwechselnd
auf Augenbrauen
unter Augen
von innen
nach außen
3. Augen
schließen
Übung IV
1. mit Daumen
und Zeigefinger
Nasenwurzel
umfassen
massieren
Bewegungen
klein
nach oben
nach unten
2. Augen
schließen
Übung V
1. Daumen
Hinterkopf
2 Kuhlen
suchen
am Halsansatz
empfindlich
drücken
nach innen
nach außen
2. Finger
auf Kopf
ablegen
3. Augen
schließen
Schluss
1. Arme
senken
2. Augen
geschlossen
3. Entspannung
genießen

Literatur

Buzan, Tony; North, Vanda: Mind Mapping®. Der Weg zu Ihrem persönlichen Erfolg. öbv & hpt Verlag, Wien, 1999.

Buzan, Tony; Buzan, Barry: Das Mind-Map®-Buch. Die beste Methode zur Steigerung Ihres geistigen Potentials. mvg-Verlag, Landsberg, 5. Aufl. 2002.

Bradford Dementia Group; Müller-Hergl, Christian (Übersetzer): Demenzpflege evaluieren. Die DCM Methode. Universität Bradford, 7. Aufl. 1997.

Edmüller, Andreas; Wilhelm, Thomas: Moderation. STS-Verlag, Planegg, 2000.

Graf, Pedro; Spengler, Maria: Leitbild- und Konzeptentwicklung. Zielverlag, Augsburg, 3. Aufl., 2000.

Hertlein, Margit: Mind Mapping® – Die kreative Arbeitstechnik. Spielerisch lernen und organisieren. Rowohlt Taschenbuch Verlag, Reinbek bei Hamburg, 2. Aufl. 2001.

Herzog, Dagmar; Jeschke Harald: Mind Manager 4. Effektiver arbeiten und lernen mit Mind Mapping®. mvg-Verlag, Landsberg, 2. Aufl. 2001.

Kraemer, Ralf (Hg.): Snoezelen in der Altenarbeit. Diakonisches Werk Rheinland, Düsseldorf, 1998.

König, Jutta: Der MDK – Mit dem Gutachter eine Sprache sprechen. Schlütersche, Hannover, 2001.

Leineweber, Thomas, Hg.: Qualitätsmanagement in der Altenpflege erfolgreich umsetzen (Loseblattsammlung). Weka Media Verlag, Kissing, 2002.

Mötzing, Gisela; Wurlitzer, Grit: Leitfaden Altenpflege. Begleitung, Betreuung, Beratung, Pflege, Rehabilitation. Urban & Fischer, München, 2. Aufl. 2000.

Schmidt-Hackenberg, Ute: Wahrnehmen und Motivieren. Die 10-Minuten-Aktivierung für die Begleitung Hochbetagter. Vincentz Verlag, Hannover 1996.

Treutwein, Norbert: Krank durch Übersäuerung. So harmonisieren Sie Ihren Säure-Basen-Haushalt. Econ Ullstein List Verlag, München, 2. Aufl. 2001.

Völkel, Ingrid; Ehmann, Marlies: Spezielle Pflegeplanung in der Altenpflege. Qualitätssicherung bei der stationären und ambulanten Pflege. Urban & Fischer, München, 2. Aufl. 2000.

Weiler, Peter: Kreativitätstraining. Mind Mapping®. Südwest Verlag, München, 2. Aufl. 1999.

Will, Hermann: Mini-Handbuch Vortrag und Präsentation. Für Ihren nächsten Auftritt vor Publikum. Beltz Verlag, Weinheim, 2000.

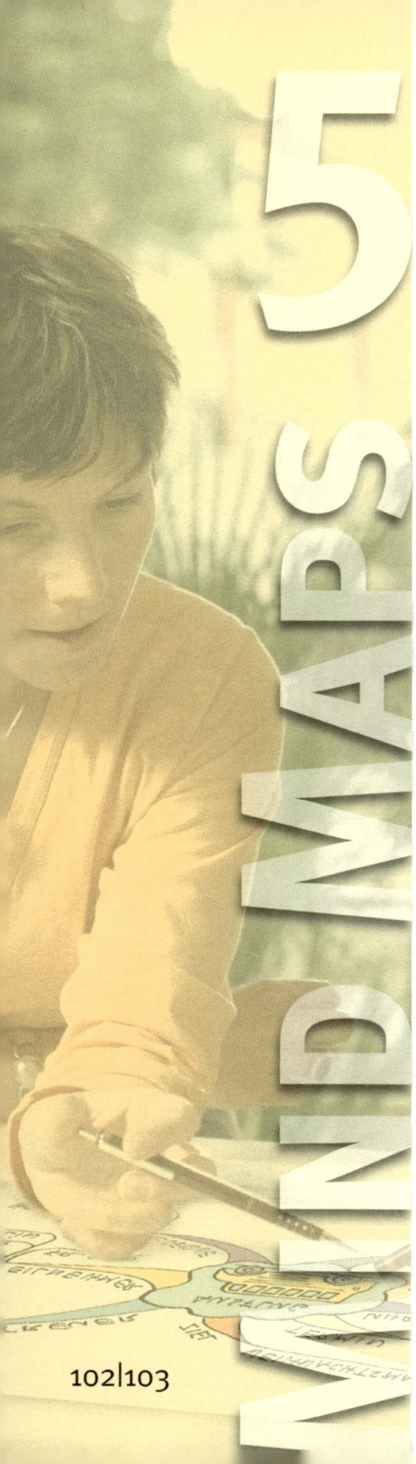

Schlusswort

Für uns sind Mind Maps® mittlerweile zu einem unverzichtbaren Werkzeug geworden, es gibt kaum eine Gelegenheit, bei der wir nicht zuerst ein Mind Map® anfertigen, um so unsere kreativen Energien optimal zu nutzen und die Gehirnleistung zu intensivieren. Mit dem vorliegenden Buch haben Sie nun ebenfalls die Möglichkeit, unterstützt durch die zahlreichen Praxisbeispiele, Ihren Arbeitsalltag mit Mind Maps® effizienter und vor allem mit mehr Freude zu bewältigen.

Wir haben Ihnen Möglichkeiten aufgezeigt, wie Sie Ihre Gedanken strukturieren, festhalten und besser entfalten können. Wie Sie sich auf Prüfungen, Vorträge und Besprechungen vorbereiten können und dabei Ihre Merkfähigkeit entscheidend verbessern.
Setzen Sie Ihre Mind Maps® wann immer möglich ein und Sie werden spüren, wie sich Ihr Leistungspotential vervielfacht, obwohl Sie weniger Zeit aufwenden müssen.

Wir wünschen Ihnen viel Erfolg bei der Erkundung Ihrer einzigartigen geistigen Fähigkeiten.

Autoren

Bettina Rudert, Jahrgang 1965
Diplom-Sozialarbeiterin, Geronto-Sozialtherapeutin

- 1991 – 1997 Sozialer Dienst, Altenwohn- und Pflegeheim
- 1998 – 2001 Fachbereich Offene Altenhilfe, Sozialberatung & ambulante Dienste
- 2001 Qualitätsmanagementbeauftragte für mehrere stationäre Einrichtungen

Bernd Kiefer, Jahrgang 1960
Diplom-Sozialarbeiter, Geronto-Sozialtherapeut

- 1991 – 1997 Therapieleitung, Gerontopsychiatrie
- 1998 – 2000 Personalentwicklungs-agentur/Beratungsstelle Pflege
- 2000 Heimleiter/Qualitätsmanagementbeauftragter

Gemeinsame Fortbildungstätigkeit:

- seit 1989 Kursleiter und Referenten im Bereich Computeranwendungen
- seit 1992 Fachdozenten für Fort- und Weiterbildung in der Altenarbeit
- seit Wintersemester 2001/02 Lehrtätigkeit an der Universität Essen („Qualitätsmanagement – Grundlagen und Methoden“)

Kontakt

Zu den Autoren:
E-Mail: Kiefer-Rudert-Mind@gmx.de

Zu internationalen Mind Mapping Centern
Buzan Centres Ltd., England
www.BuzanCentres.com
E-Mail: Buzan@BuzanCentres.com

Buzan Centre Austria
E-Mail: Buzan@blc.co.at